就一业一金一手一指一系一列

推荐用书

中国家庭服务业协会母婴生活护理专业委员会
广东省家庭服务业协会

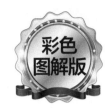

彩色
图解版

催乳师
从入门到精通

马水学 主编
赵惠萍 陈 挺 主审

U0301000

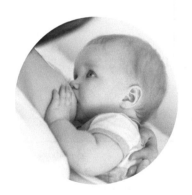

化学工业出版社

·北 京·

《催乳师从入门到精通》主要介绍了催乳师的岗位认知、催乳理论知识、催乳按摩指导、产妇营养配餐、催乳饮食制作、母乳喂养指导、产妇异常情况喂养指导、挤奶及母乳储存加热、产后回乳指导、哺乳期乳房保健指导、产后乳房修复指导、产妇心理护理等方面的内容。本书书图文并茂，浅显易懂，实用性强。

本书可为催乳师提供工作指引，也可适合催乳行业的从业人员阅读参考。

图书在版编目（CIP）数据

催乳师从入门到精通：彩色图解版/马水学主编.
北京：化学工业出版社，2018.7（2025.4重印）
（就业金手指系列）
ISBN 978-7-122-32144-2

Ⅰ.① 催 …　Ⅱ.① 马 …　Ⅲ.① 催 乳-图 解
Ⅳ.①R271.43-64

中国版本图书馆CIP数据核字（2018）第096799号

责任编辑：陈　蕾　　　　　　　　装帧设计：尹琳琳
责任校对：边　涛

出版发行：化学工业出版社（北京市东城区青年湖南街13号　邮政编码100011）
印　　装：涿州市般润文化传播有限公司
889mm×1194mm　1/24　印张7¾　字数198千字　2025年4月北京第1版第10次印刷

购书咨询：010-64518888　　　　　　　　售后服务：010-64518899
网　　址：http://www.cip.com.cn
凡购买本书，如有缺损质量问题，本社销售中心负责调换。

定　　价：39.80元　　　　　　　　　　　　　　版权所有　违者必究

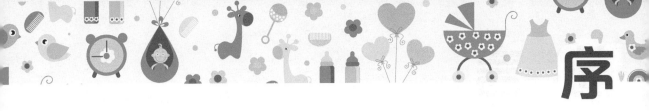

序

2015年7月国家标准委员会批准发布了《家政服务母婴生活护理服务质量规范》和《家政服务机构等级划分及评定》两项国家标准，意在对家政市场进行规范化管理。这是对家政行业的一次挑战，也是行业跨越式发展的一个良好契机。因为不论是家政服务机构还是家政从业人员，都应不断提升自己的服务水平和技能，应对市场的考验和挑战。

随着二孩政策的全面放开，我国将迎来一次生育高峰，这对家政行业尤其是月嫂服务的需求将大幅增加，同时也提出了更高的要求。

《家政服务母婴生活护理服务质量规范》（以下简称《规范》）对不同级别护理服务的工作内容、护理技能及服务人员要求都做出了明确的规定，对母婴生活护理员提出了包括年龄、文化程度、服务技能、卫生习惯、职业培训等一系列基本要求，并将母婴生活护理服务分为一至五星级和金牌级共六级。《家政服务机构等级划分及评定》把家政服务机构从低到高划分为A、AA、AAA、AAAA、AAAAA五个星级，由国家标准委下设的专门机构来进行打分、评级，最终按评定结果对各家服务机构挂牌。未来，消费者根据挂牌情况，就可以确认各家政服务机构的级别水准。

同时，为积极开展应对人口老龄化行动，推动老龄事业全面协调可持续发展，健全养老体系，根据《中华人民共和国老年人权益保障法》和《中华人民共和国国民经济和社会发展第十三个五年规划纲要》，国务院制定了《"十三五"国家老龄事业发展和养老体系建设规划》。

针对市场的变化和新标准的实施，本套丛书作者，中国家庭服务业协会母婴生活护理专业委员会常务副主任、金贝贝母婴连锁机构（中国·深圳）创办人马水学组织相关专家编写了"就业金手指系列"丛书，包括《金牌月嫂从入门到精通》（彩色图解版）、《高级育婴师从入门到精通》（彩色图解版）、《家政服务员从入门到精通》（彩色图解版）、《催乳师从入门到精通》（彩色图解版）、《养老护理员从入门到精通》（彩色图解版）5个分册。丛书以家政服务新国标为准绳，详细论述了月嫂、育婴师、催乳师、家政服务员以及养老护理员的工作职责、工作标准及工作内容，该套丛书是作者十几年理论研究和实践应用成果的系统总结，强调理论研究与工作实际的紧密结合构成了本套丛书的重要特点，作者不仅深化了理论研究，而且明确了家政行业的发展方向。

本套丛书的出版，将有助于推动家政服务新国标在我国的推进和实施，对行业的发展起到积极的促进作用。

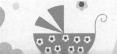

中国家庭服务业协会
母婴生活护理专业委员会主任

前言

催乳作为一种技能，与月嫂、母婴护理等技能一样，通常情况下都是包含在广义的家政服务中，并没有独立出来。全面放开二孩政策后，对家政行业月嫂服务的需求日益增加，对家政公司是一次新机遇。月嫂、育婴师、催乳师等行业变得炙手可热。

与此同时，国家标准委员会批准发布《家政服务母婴生活护理服务质量规范》（以下简称《规范》）和《家政服务机构等级划分及评定》两项国家标准，意在对家政市场进行规范。《规范》对不同级别护理服务的工作内容、护理技能及服务人员要求都做出了明确的规定，并将母婴生活护理服务分为一至五星级和金牌级共六级。今后月嫂服务将有标准化质量规范参考。

《家政服务机构等级划分及评定》把家政服务机构从低到高划分为A、AA、AAA、AAAA、AAAAA五个星级，字母数量越多，表示家政服务机构的综合实力越强。家政服务机构要有对服务员进行培训的场所，并对所有服务员进行岗前培训；能够每年组织服务员进行健康查体；能够为服务员办理第三方保险。这份国标依据家政服务机构在综合实力、人力资源、业务管理、服务质量这4个方面的指标，总共设定1000分。对于家政服务机构的评分，将由国家标准委下设的专门机构来进行打分、评级，最终按评定结果对各家服务机构挂牌。未来，消费者根据挂牌情况，就可以确认各家政服务机构的级别水准。

不论是家政服务机构还是家政从业人员，都应不断提升自己的服务水平和技能，应对市场的考验和挑战。家政服务是一项专业性、技能性很强的服务，需要多种知识和技能的综合运用，从目前家政从业人员来看，大部分年龄偏大，文化程度及技能偏低，她们虽会做一些家事，但与现代社会要求的规范的家政服务还有很大距离，因此，建立科学严密的家政培训体系是每个家政服务公司保证服务质量，促进企业发展的前提。通过提高师资水平，不断提升培训水平，完善培训内容。最大限度地满足学员学习需求和社会需求，提升家政从业人员整体素质。

基于此，中国家庭服务业协会母婴生活护理专业委员会副主任、金贝贝母婴连锁机构（中国·深圳）创办人马水学主持编写了《催乳师从入门到精通》（彩色图解版）一书。全书图文并茂，浅显易懂。不仅为催乳师提供工作指引，更提供实操的工作开展的步骤、方法、细节、技巧，相信新从业的催乳服务人员阅后也有助于快速地进入工作状态、快速地成长，更好地服务雇主！

本书由马水学主编，参与编写和提供帮助的还有张洪英、罗丽萍、余红萍、庄纳、邬静、谭童方、丁欢、丁红梅、王月英、王群国、陈美华、陈秀琴、陈宇、刘俊、刘云娇、李敏、李宁宁、张桂秀、罗玲、齐艳茹、赵艳荣、何春华、黄河、黄美、黄祝扬、匡琳、匡仲潇。在此对他们一并表示感谢！

　　本书适合于催乳服务从业人员参考使用。由于时间仓促，加上编者水平有限，如有不妥之处，敬请指正。

编　者

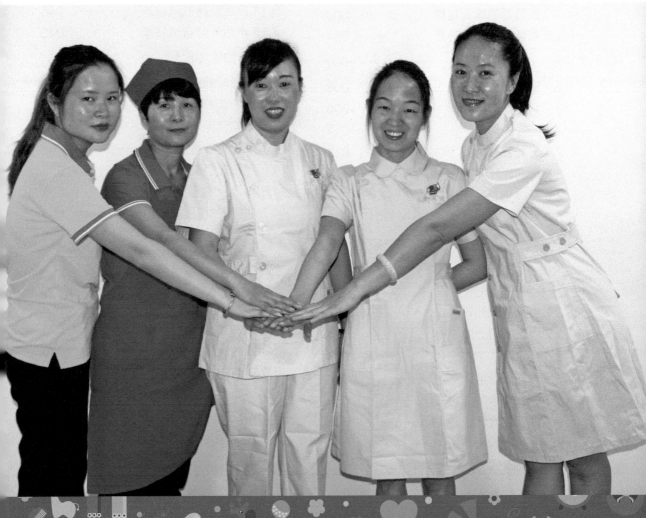

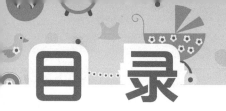

目 录

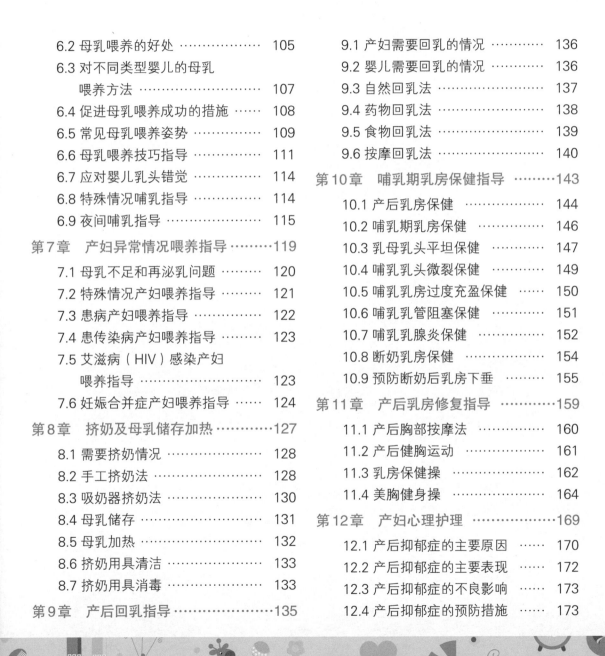

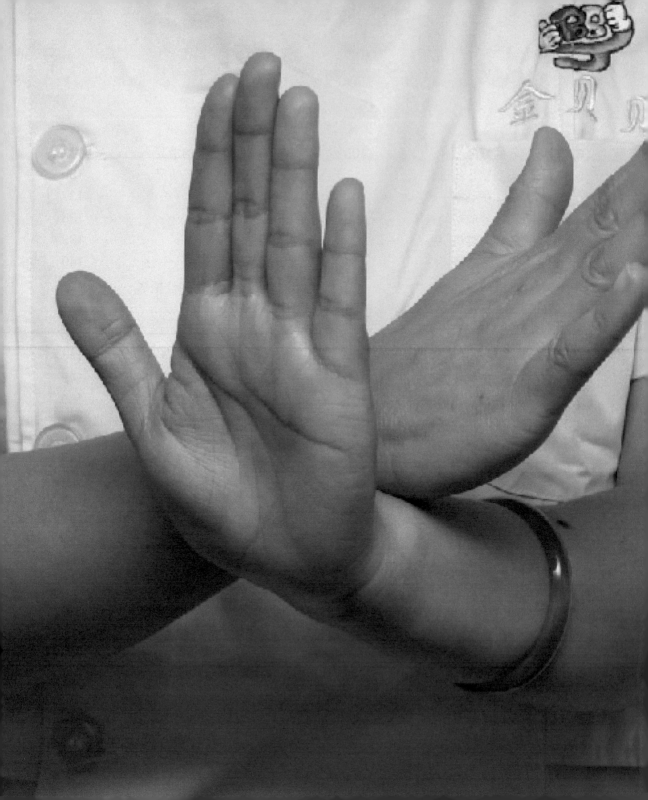

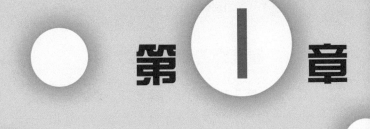

第 **1** 章

催乳师的
岗位认知

1.1 催乳师的职业定义

催乳师又称催奶师、揉奶师，是随着社会进步和分工发展而逐渐催生出来的，是指运用生理、中医、营养等相关知识，通过饮食、按摩、心理等技术和方法，帮助产妇解决无乳、少乳、乳汁淤积等问题，并进行母乳喂养指导的从业人员。

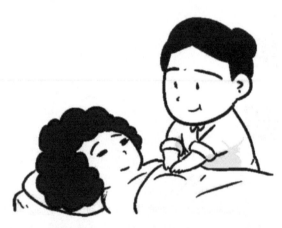

催乳作为一种技能，与月嫂、母婴护理等技能一样，通常情况下都是包含在广义的家政服务中的，并没有独立出来。"催乳"其实只是育婴师职责的一部分。因为育婴师不仅要对初生婴儿进行照料，还要对产妇进行身体护理。

备注：

在我国公布的职业目录中，到目前为止，并无催乳师这一职业。

1.2 催乳师的服务内容

催乳师岗位职责是指催乳师所要实现工作目标的主要方面，主要包括以下内容。

（1）在孕期、产后哺乳期实行专业化、规范化、系统化的乳房健康护理及协助。根据不同症状，用不同解决方法，一对一地进行个性化贴身服务。

（2）根据产妇个体差异、产妇乳房实际症状做出乳房风险评估，对产妇健康状况及未来患病危险性进行定量评估、分析。

（3）运用人体解剖学、中医学、心理学、营养学和其他与乳房健康相关学科的理论及方法对产妇乳房健康危险因素进行控制与处理，预防疾病，促进健康。

（4）传播乳房健康信息，指导产妇掌握乳房保健知识，自愿采纳有利于乳房健康的行为和生活方式。

（5）正确判断产妇的母乳喂养问题，鼓励产妇母乳喂养，并帮助产妇树立母乳喂养的信心。

（6）根据产妇的哺乳问题进行专业护理和操作，并针对产妇的特点和心理状态进行心理疏导。

（7）采取科学有效的方法对产妇进行正确催乳处理，并在处理过程中观察效果，发现新的情况，及时修改治疗方案，预防并发症。

（8）向产妇宣传科学育婴知识和母乳喂养知识，并进行保健指导及咨询工作。

1.3 催乳师的服务对象

乳房生理结构正常、身体健康但产后却无法产乳的产妇都是催乳师的服务对象，如下图所示。

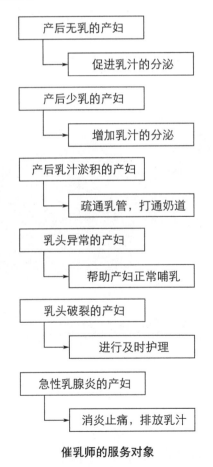

催乳师的服务对象

1.4 催乳师的任职条件

作为一名合格的催乳师，必须具备以下任职条件。

（1）具备一定的母婴护理知识。

（2）具有亲和力与积极的态度，和蔼可亲，动作敏捷、轻柔，说话文雅。

（3）具有一定的表达能力，说话明确清楚。

（4）仪表整洁、性格开朗、有耐心，热爱本职工作，全心全意为客户服务，工作认真负责，对服务对象关心体贴。

（5）具有较丰富的中、西医学专业基础知识、操作技巧以及心理学知识，并具有宣传和指导产妇及家属科学育婴、母乳喂养知识的能力。

（6）身体健康，无传染病。

1.5 催乳师的职业道德

催乳师作为产妇健康资源管理者，通过提供健康信息，促进产妇身心健康，预防疾病。因为催乳师的工作关系到哺乳产妇的生命健康，是否具备一定的职业道德水平就成为对催乳师的基本要求。

催乳师必须遵循以下三大基本原则。

1.尊重

以人为本，尊重人的自主性（一个人按

自己的计划决定自己的行动），遵守知情同意的原则，对个人信息保密，尊重个人隐私。

2.不伤害

催乳师在提供服务的过程中不但有不伤害产妇的义务，而且有促进产妇身心健康、保护她们重要和合法利益的义务。在这里，伤害包括对躯体、精神和经济上三个方面的伤害。

3.公正

公正包括分配公正（利益和负担公平分配）、回报公正（付出与利益成正比）和程序公正。

 温馨提示

催乳师不仅要有专业的知识和技能，还要具备相应的职业道德。只有不断加强自身道德修养，才能被越来越多的用户认可和接受。

1.6 催乳师的就业前景

催乳师的市场需求量可谓是只增不减。国家统计局发布数据显示，2017年我国出生人口1723万人，相当于每小时有2000个左右新生儿诞生。其中面临缺乳、少乳、无乳问题的新妈妈的比例高达75%，每10个产妇中就会有6～7个需要催乳师来进行催乳师服务，这样的比例是相当高的。

面对这样的现状，仅催乳一项服务就有数10亿元的市场，一个中等城市至少需要近百名催乳师，大型城市对催乳师的需求量更大。一些敏锐的有识之士，已率先进入分享市场，但催乳行业尚属发展阶段，市场仍处于供不应求状态，前景非常广阔。

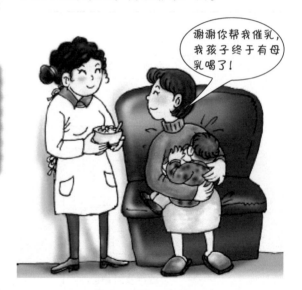

谢谢你帮我催乳，我孩子终于有母乳喝了！

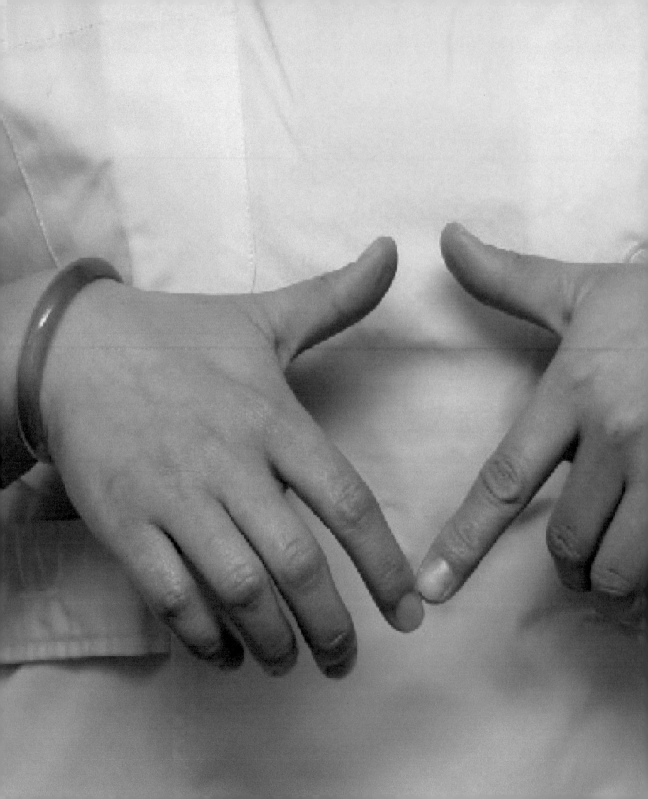

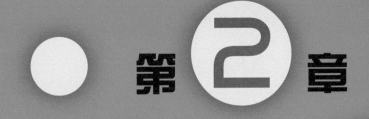

第 **2** 章

催乳理论知识

2.1 乳房的生理结构

女性的乳房位于胸大肌上，通常是从第二肋骨延伸到第六肋骨的范围，内侧到胸骨旁线，外侧可达腋中线。

乳房主要由结缔组织、脂肪组织、乳腺、大量血管和神经等组织构成，如下图所示。

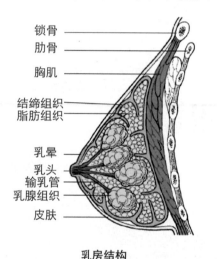

锁骨
肋骨
胸肌
结缔组织
脂肪组织
乳晕
乳头
输乳管
乳腺组织
皮肤

乳房结构

1.结缔组织

结缔组织即连接胸部浅筋和胸肌筋膜的纤维束，起支撑和固定乳房的作用。

2.脂肪组织

脂肪组织包裹整个乳腺组织（乳晕除外），脂肪组织层厚则乳房大；反之则小。

3.乳腺组织

成年女性乳腺组织由15～20个乳腺叶组成，其主要功能是泌乳，还具显示女性特征的作用。乳腺叶由许多乳腺小叶构成，乳腺小叶含有很多腺泡。腺泡紧密地排列在小乳管周围，它的开口与小乳管相连。许多小乳管汇集成小叶间乳管，多个小叶间乳管汇集成一根整个腺叶的乳腺导管，又名输乳管。输乳管共15～20根，以乳头为中心呈放射状排列，汇集于乳晕，开口处在乳头，称为输乳孔。输乳管在乳头处较狭窄，向后膨大为壶腹，称为输乳管窦，能储存乳汁。

4.血管、淋巴管和神经

乳房含丰富的血管和神经，血管和淋巴管的主要功能是供给养分和排除废物。神经与乳房皮肤的感觉器相连，感知外边刺激。

> **相关链接**
>
> **乳房在孕期、哺乳期的变化**
>
> 怀孕期间乳房最为显著的变化应该要算"二次发育"了，也就是说，怀孕会导致准妈妈体内的黄体酮（又称孕酮）和人体绒膜促进性腺激素（hCG）水平上升，促使乳房增大。一般在怀孕6～8周后，女性的胸部会提升一个罩杯以上。从生物学的角度来看，准妈妈的乳房变大，输乳管增加，乳腺增大，有利于后期对宝宝的哺育。
>
> 怀孕期间乳房除了会变大之外，也会有一些"不太好"的情况出现。比如，乳房突

然增大可能会导致生长纹的出现，特别是体型较胖、孕期体重增长过快的准妈妈；另外准妈妈的乳头和乳晕也有可能出现颜色变深、乳头变干、乳头周围长"小痘痘"、长"杂毛"等变化。

到了哺乳期，乳房的问题可能会更多，最常见的就是乳头疼痛和乳头破裂，这很可能是不正确的哺乳姿势所导致的。

另外还有的准妈妈可能会认为哺乳会导致乳房变形或下垂，其实这也是一个误区，科学研究证明，母乳喂养不会直接导致胸部下垂，地心引力和韧带变化才是胸部下垂的"罪魁祸首"。而且，BMI指数过高（BMI指数是衡量人体胖瘦程度的指标）、多次怀孕、胸部过大、有吸烟历史的准妈妈更容易出现胸部下垂的情况。

2.2 异常乳房的种类

常见的异常乳房有以下几种类型。

1. 多乳头畸形

多乳头畸形是由于胚胎期在乳腺上形成的乳头没有正常退化，以致在乳腺上有过多的乳头，所以又称副乳头或多余乳头。男女皆可发生，其发生率约为1‰，男性发病率与女性发病率之比为1：5，常常有遗传史。

多余乳头最常见于正常乳头下内侧5～6.5厘米处。在多余乳头处，通常缺少乳腺组织。一般来说，多乳头畸形临床意义不大，当多乳头畸形伴随多余乳腺组织存在时，随着年龄增长有恶变的可能，所以应该尽早手术切除。

2. 多乳畸形

多乳畸形是指在正常乳腺以外的乳腺组织。多余乳房又称副乳。这种畸形最常见于腋窝部一侧或双侧，以双侧多见，偶见于女性阴部。

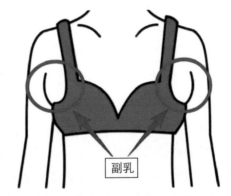

副乳

副乳腺体积有大有小。在经期、怀胎期或哺乳期，副乳腺会出现肿胀、疼痛，甚至泌乳的现象；当缺乏乳头时，更容易恶变。

3. 乳腺缺如

乳腺缺如指乳腺、乳头组织缺失。如果同时伴有胸大肌缺损、短指并指畸形，又称为Poland's综合征（胸大肌缺损并指综合征）。乳腺缺如是由于在胚胎发育第三周时，上肢发育受阻或者分化障碍引起的，这种现象极为少见。

4.乳房不对称

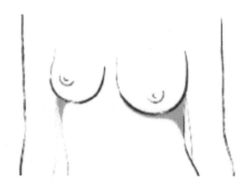

乳房不对称是很常见的，轻度的不对称是正常的，但是如果两侧明显不对称，特别是一侧是小乳房，另一侧是巨乳，则是一种罕见的先天性畸形。

5.巨乳症

巨乳症又称乳房肥大、大乳房或巨乳房，是指女性乳房过度发育，含腺体及脂肪结缔组织过度增生，体积超常，与躯体明显失调。巨乳症多见于青春期少女或青年女性，常发生在两侧乳房，偶见限于一侧乳房。乳房过大是因腺体及脂肪结缔组织对雌激素异常敏感所致。

6.小乳症

小乳症是指由于种族、遗传及营养等原因导致女性先天性乳腺发育不良，或因哺乳后乳腺组织萎缩、乳房皮肤松垂所致胸部平坦。

小乳症表现为单侧或双侧乳房过小，胸部平坦失去正常轮廓；或一侧乳房过小，使胸部形态失去对称协调。

7.筒状乳房畸形

筒状乳房是一种罕见的乳房畸形，由于乳晕下乳腺组织在青春期过度发育所致。根据畸形不同程度而有不同的命名，如筒状乳房、管状乳房、筒样不对称乳房、疝样乳头乳晕、穹窿林乳头、乳头样乳房及二窥探样乳房等。筒状乳房畸形的详细发生机制目前尚不清楚。

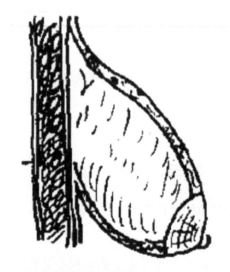

筒状乳房畸形表现为：

（1）乳房外形为圆柱形而非圆锥形；

（2）乳房基底部周径缩窄；

（3）乳房下皱襞高于正常位置；

（4）乳晕很大且前凸；

（5）存在第二乳房皱襞。

2.3 乳汁的形成

乳汁的基本成分是水、蛋白质、乳糖、维生素、矿物质，另外还有消化酶以及荷尔蒙等。

1.乳汁产生

乳腺是由许多腺小叶构成的，其基本结构包括腺泡和导管。腺泡由一层分泌上皮构成，它分泌的乳汁首先进入腺泡腔。当腺泡周围肌上皮细胞收缩时，就挤压乳汁使其沿着与腺泡相连的小导管流出。许多邻近的小导管形成大导管，最后形成输乳管，开口于乳头顶部。

在乳汁的形成过程中，有许多激素参与，其中最重要的是脑中垂体前叶分泌产生的催乳素，以及垂体后叶产生的催产素。

2.分泌乳汁

生乳素分泌增加，肾上腺皮质激素浓度升高，使母体充分发育的乳腺小叶开始分泌乳汁。腺叶和乳管的主要功能是分泌及储存乳汁。在催乳素的影响下，哺乳期的腺小叶内腺泡高度增生肥大，胞浆内充满明亮的乳汁。

> 💡 **温馨提示**
>
> 若大量服用含雌激素、孕激素类避孕药，可能抑制泌乳。临床上为停止乳汁分泌，常常让产妇服用大剂量的雌激素。

2.4 母乳营养成分

母乳含有婴儿生长发育所需要的各种营养物质。尽管科学家与营养学家不遗余力地改良乳制品，使其营养价值尽量接近母乳，但始终无法取代母乳的地位。母乳所含的营养成分主要包括下图所示的六种。

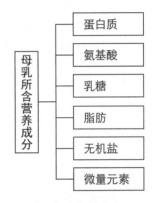

母乳的营养成分

1.蛋白质

人乳和牛乳中乳白蛋白与酪蛋白的比率不同。人乳中乳白蛋白的含量占总蛋白的70%以上，与酪蛋白的比例为2：1；牛乳中的比例为1：4.5。乳白蛋白可促进糖的合成，在胃中遇到胃酸后形成的凝块小，利于消化。

> 💡 **温馨提示**
>
> 牛奶中大部分是酪蛋白，在婴儿胃中容易结成硬块，不易消化，会造成婴儿大便干燥。

2. 氨基酸

人乳中牛磺酸（氨基酸的一种）的含量比牛奶中更多。牛磺酸与胆汁酸结合，对消化有着重要作用，可以维持细胞的稳定性。

3. 乳糖

母乳中乳糖的含量比牛奶和羊奶中高，对婴儿大脑的发育有促进作用。母乳中所含乙型乳糖有间接抑制大肠杆菌生长的作用；牛奶中所含的是甲型乳糖，会间接促进大肠杆菌生长。

此外，母乳中的乙型乳糖还有助于婴儿吸收钙。

4. 脂肪

母乳中脂肪球少，且含多种消化酶，加上婴儿吸吮乳汁时的舌咽动作可以分泌舌脂酶，有助于脂肪的消化。因此，母乳对于缺乏胰脂酶的新生儿，特别是早产儿更为有利。

此外，母乳中的不饱和脂肪酸对婴儿大脑和神经的发育有益。

5. 无机盐

母乳中钙和磷的比例为2：1，易于吸收，对防治佝偻病有一定作用；而牛奶中钙和磷的比例为1：2，不易吸收。

6. 微量元素

母乳中锌的吸收率可达59.2%，而牛奶中锌的吸收率仅为42%；母乳中铁的吸收率为45% ～ 75%，而牛奶中铁的吸收率仅为13%。

此外，母乳中还有丰富的铜，对保护婴儿娇嫩的心血管有很大作用。

2.5 产妇乳汁的分类

乳汁按不同的标准，可分为不同的类型。

1. 按照产后时间划分

按照产后时间的不同，母乳可分为以下四类。

（1）初乳：即产后1周分泌的乳汁，其特点是色黄，较稠，蛋白质和矿物质含量高，有助于胎便排出。初乳含有丰富的抗体。

（2）过渡乳：即产后1 ～ 2周分泌的乳汁。此期乳汁中的蛋白质含量较初乳少，脂肪和乳糖含量较初乳多。

（3）成熟乳：即分娩3周后分泌的乳汁，脂肪含量高，有利于新生儿的脑发育。

（4）晚乳：即产后10 ～ 20个月分泌的乳汁，总量减少，各种营养成分含量也减少。

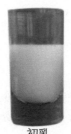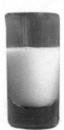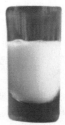

初乳　　　过渡乳　　　成熟乳

具体营养成分如下表所示。

各阶段母乳的营养成分 单位：%

时间	蛋白质	脂肪	糖	矿物质
初乳	2.25	2.83	2.59	0.3077
过渡乳	1.56	4.87	7.74	0.2407
成熟乳	1.15	3.26	7.50	0.2062
晚乳	1.07	3.16	7.47	0.1978

2.按照母乳分泌先后划分

每次喂奶时，根据母乳分泌先后，乳汁可以分为前奶和后奶，如下图所示。

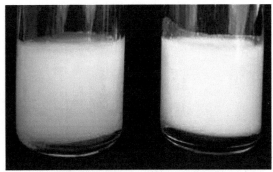

前奶　　　　　　　后奶

（1）前奶。先吸出来的乳汁叫前奶，它虽然看上去比较稀薄，却富含水分、蛋白质，因此纯母乳喂养的婴儿，在出生后4个月内一般不需要额外补充水分。

（2）后奶。前奶以后的乳汁，变成白色，比较浓稠，这便是后奶。后奶富含脂肪、乳糖和其他营养素，能提供许多热量，保证婴儿吃后不会经常饿。

温馨提示

如果只吃前奶，婴儿会比较瘦小；只吃后奶，又会缺少水分和蛋白质。

3.按照乳汁的浓稠度划分

根据乳汁的浓稠度，可以分为稀奶和稠奶两种。

一般来说，如果产妇平时膳食平衡，营养均衡，乳汁会比较浓，乳汁的营养相对比较丰富；如果产妇营养跟不上，饮食过于油腻，奶水也会稀一点儿。

乳汁稀一次两次无所谓，如果一直这样，就难以满足婴儿的营养需求，因此，要随时关注婴儿的生长发育是否达标，一旦营养跟不上，就要添加一些富含蛋白质的辅食。

但是产妇营养过于丰富也不好，那样乳汁有时会漂着一层油，婴儿吃了这样的乳汁因无法消化，很容易出现"脂肪泻"。

2.6 影响泌乳的因素

影响泌乳的因素主要有以下几个方面。

1.乳房腺体组织

（1）乳房腺体组织的作用。乳房主要由脂肪、结缔组织和腺体组成，但只有腺体组织有泌乳作用。所以，泌乳量的多少与腺体组织的成分成正比，与乳房的大小、形态无直接关系。乳房外形发育得再好，如果有分泌功能的腺体组织很少，乳量也不会很多；相反，乳房体积虽小，但有分泌功能的腺体组织如果很多，就能分泌出足够的乳汁。

（2）乳腺管。因为乳房内有很多腺泡，乳汁分泌后必须从乳腺管转到输乳管。如果其中的任何一个腺小叶或腺泡堵塞，都会影响乳汁畅通，乳汁不畅通就会影响乳汁分泌。

温馨提示

按摩是畅通乳腺管的最好办法，通过穴位按摩可以改善乳房血液循环，疏通乳腺管，避免乳汁淤积、乳房肿胀、乳腺炎的发生。

2.饮食调理

产前加强营养是为了母体健康和胎儿发育；产后加强营养则是为了母体康复和婴儿成长，两者同样重要。产妇在生产过程中消耗大量能量、精力，需要一个康复的过程和条件。

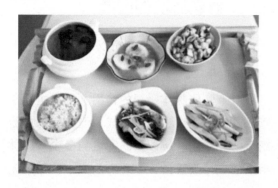

因此，产妇应多进食营养丰富的食物和汤类，不仅能补充足量的蛋白质，也能改善糖、脂肪和水分，保证丰富的矿物质和维生素，以增加奶量和提高奶质，满足婴儿成长需要，如炖老母鸡、鲫鱼汤、猪蹄黄豆汤等。

3.精神因素

产妇哺乳期焦虑、烦恼、恐惧、不安等情绪变化，会通过神经反射而影响乳汁的分泌与排出。据研究表明，患有抑郁症的产妇，泌乳始动时间（指婴儿娩出后乳汁首次自乳房溢出的时间）会延后，乳汁分泌量较少。

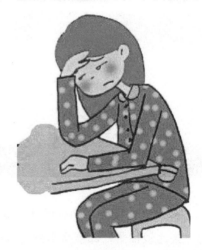

由于情绪低落、易疲乏、饮食和睡眠欠佳，使产妇母乳喂养信心不足，易形成恶性循环。因此，产妇应保持精神愉快，充分休息，应有母乳喂养的自信心，相信会有足够的乳汁喂养婴儿。家人应积极配合，营造愉快和谐的氛围。

4. 身体素质

身体健康是哺乳正常的基本条件，没有健康的身体，要维持正常的哺乳是很难的事情。如果产妇患严重的贫血，或有慢性消耗性疾病，如肝炎、结核甲状腺疾病等，或分娩时失血过多、难产、剖宫产、产后感染等，都会导致自身营养严重缺乏，很难维持正常哺乳。

5. 婴儿是否吮吸

吮吸是新生儿一出生就有的一种本能动作，新生儿吮吸刺激得越早，乳汁分泌得就越早。现在主张新生儿出生后半小时内哺乳，虽然此时母乳尚未分泌，但这种刺激却给了神经系统一个泌乳信号。

6. 喂奶方法

喂奶时应左右乳房轮着喂，先吸空一侧乳房再换另一侧。下次喂奶应从上次喂奶时最后被吸的一侧乳房开始。

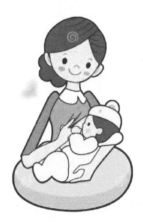

如果母乳量多，婴儿在 10 ~ 15 分钟就可吃饱。如果有多余的乳汁，应用手或用吸奶器挤出，以利于乳房的排空和乳汁的再分泌。否则，乳房里由于有剩余的乳汁，会使乳量分泌越来越少，而且容易发生乳腺炎。

2.7 产后缺乳的原因

产妇乳汁少，不能满足哺乳需要，甚至全无者，称为产后缺乳。缺乳以产后第 2 ~ 3 天至 15 天内为常见，也可发生在整个哺乳期。发病率为20% ~ 30%，中医称为"产后乳汁不行""乳汁不足"或"产后乳无汁"等。其原因如下。

1. 没有尽早哺乳

未能尽早哺乳、哺乳时间短、次数少，都是乳汁不足最常见的原因。

一些产妇担心哺乳后影响形体美观，不想给孩子喂奶，即使勉强给孩子喂奶，次数也相对较少。由于缺少吸吮刺激，致使乳汁的分泌越来越少。

2. 饮食结构改变

有些爱美的女性为了追求身材苗条，吃得很少，而且强调多吃水果、蔬菜，少吃肉食、主食，这种偏食现象会导致产妇体内的蛋白质、脂肪等营养物质缺乏，当然乳汁也不会多。

3.精神因素影响

快节奏的现代生活、紧张的工作环境等客观因素使人的情绪产生了极大的波动，烦躁、惊喜、忧愁、郁闷等情绪随时都可能发生，这些因素通过产妇大脑皮层影响垂体功能，抑制催乳素的分泌，导致缺乳。

4.内分泌作用

女性垂体分泌的催乳素，其作用是使已经发育成熟的乳腺分泌乳汁。环境的影响及各种疾病的困扰，都会影响女性垂体的功能，从而抑制催乳素的分泌，导致产妇缺乳。哺乳期内若服用避孕药，大剂量的雌激素也可导致产妇缺乳。

5.胸罩选择不当

现代女性习惯使用胸罩，如果产前戴胸罩过紧，限制乳房发育，在胸罩的压迫下致使乳头和胸罩之间摩擦加剧，造成乳管堵塞，引起乳汁少或无乳现象；胸罩、衣服纤维堵塞乳头上的乳孔也会让产妇缺少乳汁。

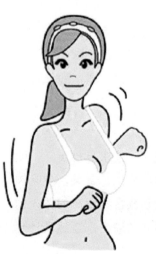

为了避免这种情况的发生，在怀孕期就应该注意以下几点。

（1）不要戴过紧的胸罩。

（2）戴棉织品的胸罩。

（3）不要将胸罩与其他衣服混在一起洗。

（4）每次换用胸罩前要将其内侧的灰尘、纤维拂净。

（5）坚持擦洗、按摩乳房，注意乳头卫生。

6.药物影响

产妇若服用了含雌激素的避孕药，或因疾病正在接受某些药物治疗，有时会影响泌乳量，因此，在哺乳期，应避免使用这些药物。在就诊时，产妇应及时告知医生自己正处于哺乳期。

过度劳累和营养不良可使泌乳量减少。泌乳与年龄、胎次和产妇的健康状况等也有关系。一般初产妇乳量较少；大龄初产妇泌乳更显著地减少。产妇若患有慢性消耗性疾病、急性传染病和贫血等，泌乳量也将受到影响。

7.过早添加配方奶或其他食品

由于婴儿已经吃了其他食物，并不感觉饥饿，便自动减少吸奶的时间，这样一来，乳汁量便会自动减少。

8.哺喂方法不当

有些产妇担心婴儿吃奶太多消化不了，而对哺喂次数和喂奶时间加以限制，结果乳房乳汁不能排空，造成乳汁淤积转而影响乳汁分泌，导致乳汁分泌减少。

哺喂母乳不必有固定的时间表，婴儿饿了就可以吃；每次哺喂的时间应由婴儿自己来决定。

温馨提示

有时候婴儿的嘴离开妈妈乳头，可能只是想休息一下，喘一口气，或是因为好奇心想要观察周围的环境等。

9.产妇营养不良

产妇平日应该多注意营养，不偏食、不节食，以免影响乳汁的分泌；最好多食用富含蛋白质的食物和适量的流食，并注意营养均衡。乳汁开始分泌后，如发生营养不良、精神恐惧或抑郁，会直接影响丘脑下部，致使垂体前叶催乳激素分泌减少，导致乳汁不分泌或分泌量减少。

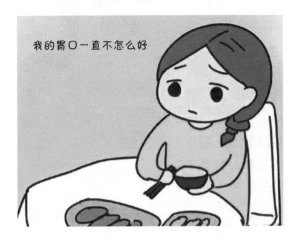

我的胃口一直不怎么好

10.人工吸乳方法不当

有的产妇开始上班后，不便直接哺喂，便用吸乳器吸出母乳喂食婴儿，没想到却越吸越少，此时应先检查人工吸乳器是否损坏。由于大多数人工吸乳器并不像婴儿的嘴那样具有增加母乳量的能力，因此在人工吸奶时千万要保持耐心，慢慢将奶吸净，使乳房像婴儿吮吸一样排空乳汁。

11.产妇睡眠不足

有的产妇既要给孩子喂奶又要工作，十分耗费精神和体力，建议这一类型的产妇应放松心情，多找时间休息，保证足够的睡眠，这会有助于解决暂时乳汁不足的问题。

12.垂体功能低下或孕期胎盘功能不全

垂体功能低下或孕期胎盘功能不全时，由于促性腺激素、促肾上腺皮质激素、生长激素，以及雌、孕激素分泌不足，阻碍乳腺的发育，进而影响产后乳汁分泌。

相关链接

哺乳期如何选择文胸

在哺乳期，新妈妈的乳房会因为母乳分泌自然增大，再加上经常被宝宝吮吸，容易出现下垂，不佩戴文胸或者佩戴不合适的文胸，会让这种情况更为严重，而若能掌握选择哺乳期文胸的7个小细节，则可以有效避免乳房下垂并使轮廓清晰。

选择哺乳期文胸的7个小细节主要如下。

1.开口设计

哺乳期是比较漫长的，随时随地要给宝宝哺乳，为了方便哺乳，应该选择有授乳开口设计的罩杯，这样如果宝宝饿了，可以一手抱着宝宝，另一手解开扣环哺乳，非常方便。

2.能放置乳垫

哺乳期因为生理原因，时不时会有溢乳的现象，而乳垫可以吸收溢出的乳汁，解决这种尴尬，所以应该选择一些装有袋口及辅助带的专用文胸，方便放置和固定乳垫。

3.宽肩带

哺乳期乳房丰满变大，为了避免肩部酸痛，应该选择宽一点儿的肩带，此外，还要注意胸罩的肩带方向应垂直。

4.深罩杯

应该选择4/4全罩杯，罩杯的角度明显上扬而且有深度，而且最好为较薄且有弹性的纯棉针织面料。

5.宽松下围

要选择下围宽和有弹性的文胸，或者应该在号型的选择上宜稍大点儿，这样才能避免腋下及后背部形成凹沟。

6.钢丝托衬

应该选择罩杯的底边有钢丝托衬的，但这些钢丝衬托要用纯棉织物包裹制成，这样才能既能给乳房一个向上的托起力，又不会

有勒痛感。

7.本白色

在颜色选择上，应该选择本白色，不要选择纯白色或者其他颜色，以免含有漂白剂或染色剂而使皮肤产生不适，对宝宝的健康不利。

2.8 产后缺乳的预防

若想预防产后缺乳，护理要从生活细节入手，及时调整好产妇的身体状，可以从以下方面着手。

1.母婴同室，及早开乳

一般认为，早期母乳有无及泌乳量多少，在很大程度上与哺乳开始的时间及泌乳反射建立的迟早有关。产后早期实现哺乳，可刺激乳汁尽早分泌。而且新生儿出生30分钟内是吸吮最强的阶段。此时，泌乳量较多的同时哺乳期也会较长，有助于母乳喂养成功。

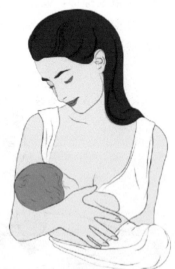

2.养成良好的哺乳习惯

按需哺乳，勤哺乳，一侧乳房吸空后再吸另一侧。若乳房未吸空，应将多余乳汁挤出。早期哺乳的次数是一天不少于10～12次，一次不少于半个小时，这也是母乳喂养成功的最关键的问题。

另外，哺乳期间产妇也要多注意休息，保证充足的睡眠和健康、规律的哺乳习惯。

3.营养要保证

哺乳期间要保证产妇充足的营养吸收，但不要滋腻太过。鼓励产妇少食多餐，多食用新鲜蔬菜、水果，多饮汤水，多食催乳食品，如花生米、黄花菜、木耳、香菇等。

4.预防产后抑郁

产后抑郁也会导致奶水分泌的减少，哺乳期妈妈一定要调整好自己的心态，保持乐观、舒畅的心情，避免过度的精神刺激，以致乳汁泌泄发生异常。产妇的家人也应细心照料，多给予精神上的抚慰。

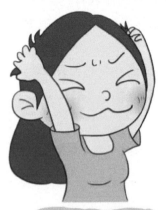

心情压抑，不愉快

5.及早请专业催乳师催乳

当发现乳汁较少时，就要及早请专业催乳师催乳。一般在发现缺乳15日内治疗，效果较好。时间过长，乳腺腺上皮细胞萎缩，催乳疗效不佳。

 温馨提示

一定要让宝宝多吸吮乳房，这是奶水分泌最主要的前提。

2.9 哺乳期常见的乳房疾病

哺乳期常见的乳房疾病有以下几种。

1.乳房乳汁淤积症

乳房乳汁淤积症是绝大部分初为人母者最先遇到和体验到的乳房"急症"。由于乳汁不能排出或排出不畅，致使乳汁淤积于乳房内而形成。在哺乳期内，乳房内乳汁分泌和充盈，乳房出现胀、硬，甚至有点儿疼痛感都属于正常现象，因为在将近一年的哺乳期中，任何一支或数支乳腺导管发生堵塞或狭窄，都可能导致乳房乳汁淤积。

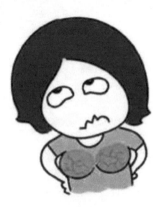

乳房乳汁淤积的程度分以下三种。

（1）正常乳房充盈。正常乳房充盈表

现为乳房有膨胀感，有时也伴有隐痛，触摸时有块状，婴儿哺乳或用吸奶器吸出后，乳汁排空，症状消失。

（2）乳房乳汁淤积。乳汁继续淤积，乳房膨胀则继续加重，使乳房皮肤变厚、变硬、疼痛加重，其结果可导致乳头不能挺立，婴儿吸吮困难，不易吸出奶汁。

（3）乳管堵塞及乳腺发炎。当乳房膨胀进一步加重时，乳腺组织水肿，乳腺导管变得狭窄，乳汁不能外排，乳房内的血液循环和淋巴回流受阻，乳房更加膨胀，乳房皮肤呈水肿发亮、变硬，进而发热、剧痛，如不及时处理，将导致急性乳腺炎发生。

2.急性乳腺炎及乳房脓肿

急性乳腺炎属于中医所指的"乳痈"，是哺乳期女性最常见的疾病，尤其是初产妇更为多见，且往往在产后3～4周内发生，多为细菌感染所致。

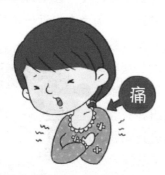

当产妇的哺乳技巧和婴儿的含吮姿势不正确时，乳头会发生皲裂。皲裂一旦发生，

细菌可以侵入乳房内淋巴管及乳叶间的组织而引起感染。淤积在乳房内的乳汁，也是细菌繁殖的良好培养基，加上产妇产后全身抗感染能力下降，就容易导致乳腺炎发生。

急性乳腺炎早期，由于乳汁淤积，乳房会有搏动性疼痛，局部皮肤微红、微热，出现高热、寒战等。如果不及时处理，红肿将进一步加重，疼痛更剧烈，高热不退，很快进入脓肿形成期，其症状为：乳房肿块并出现波动感，由于肿块深浅不一，肿块成脓期又不一致，会出现持续高热不退现象。严重时可并发全身化脓性感染，发生败血症。

3.乳房湿疹

乳房湿疹是一种乳房皮肤过敏病变，多发于哺乳期女性，大多数为双侧乳房同时发生，少数为单侧，病变部位于乳头、乳晕，特别是乳房下部。

（1）急性期时皮肤为粟粒样的小丘疹，皮肤潮红，时有点状渗出和糜烂面，有时有痂皮和脱屑现象。

（2）慢性期时皮肤变粗糙，乳头皲裂。

温馨提示

无论是急性期还是慢性期，都有奇痒、乳头疼痛症状，婴儿吸吮时乳房有剧痛感，停止哺乳有助于治愈。

4.乳房外伤

在哺乳期，尽管乳头表皮富有韧性，但是乳头有发生皲裂或因婴儿吸吮用力过大而导致损伤的可能。不管是乳头皲裂或损伤，乳头上都或多或少地出现渗血或有淡黄色渗液，婴儿吸吮时，可将血液吸入胃内，形成婴儿假性黑便。

皲裂和损伤面都可能造成细菌侵袭及感染，婴儿吸吮时也有发生口腔黏膜炎的可能。因此，对乳头皲裂和损伤，都应给予重视并及时治疗，以免影响母婴身心健康。

📎 相关链接

哺乳期引起乳房疾病的原因

（1）如果让婴儿长时间睡眠，夜间不喂母乳或不排出乳汁，哺乳不规律，就会影响乳汁分泌，导致乳汁淤积或少乳。

（2）不良哺乳姿势和方法。正常哺乳时婴儿上下唇外翻呈圆形，含住乳头及大部分乳晕。当婴儿只含住乳头（部分乳头），乳头乳晕发硬时，就会将乳头吸成斜面或导致溃破，使乳口歪斜，影响乳汁流通。躺着喂奶，婴儿含着乳头睡觉，每次哺乳时只喂一侧乳房而另一侧不喂也不挤出等，都会引起乳房疾病。

（3）产妇的饮食。过量食用油腻、甘甜、高热量饮食，贪吃时令食物、水果和刺激性食物，睡前加餐等都可能引发乳房疾病。在婴儿哺乳量少、产妇活动少或有乳房疾病时，会使乳汁发酵，影响乳汁质量。

（4）产妇情绪低落、忧愁、激动、生气，精神上受到不良刺激时，会使乳汁分泌减少或乳汁淤积。

（5）乳房组织受压。如胸罩过紧、穿着紧身衣服等，都会影响胸部血液循环而致病。

（6）使用吸奶器或对乳晕部过度挤压。乳晕部是调节出乳的重要部位，使用吸奶器会引起乳房组织拉伤、乳管狭窄、乳头肥厚，导致出乳不畅、婴儿吸吮困难，使乳头歪斜、皲裂，诱发乳腺炎。

（7）乳头凹陷、扁平和畸形。由于产前或产后没有及时矫正，婴儿含不住乳头，导致乳汁淤积、乳房肿胀。乳头常常被吸破，乳头皲裂、感染会引起乳腺炎。

（8）当乳房出现硬结、出乳不畅时。不正确的乳房按摩，大人帮助婴儿吸奶，用梳子梳或用细丝插入乳管等"土方"通乳等，会波及周围组织，加重病情。

（9）在分娩或患病时需要用药。由于药物影响，使乳房基底部变硬、粘连，乳汁分泌不足或排乳不畅。

（10）乳房外伤。包括粗暴、有疼痛感的乳房按摩，重者会引起乳腺炎脓肿形成。

（11）用肩部工作的人哺乳时产妇姿势不正确。肩部用力，容易患乳房疾病。

（12）产妇吸烟、喝酒。

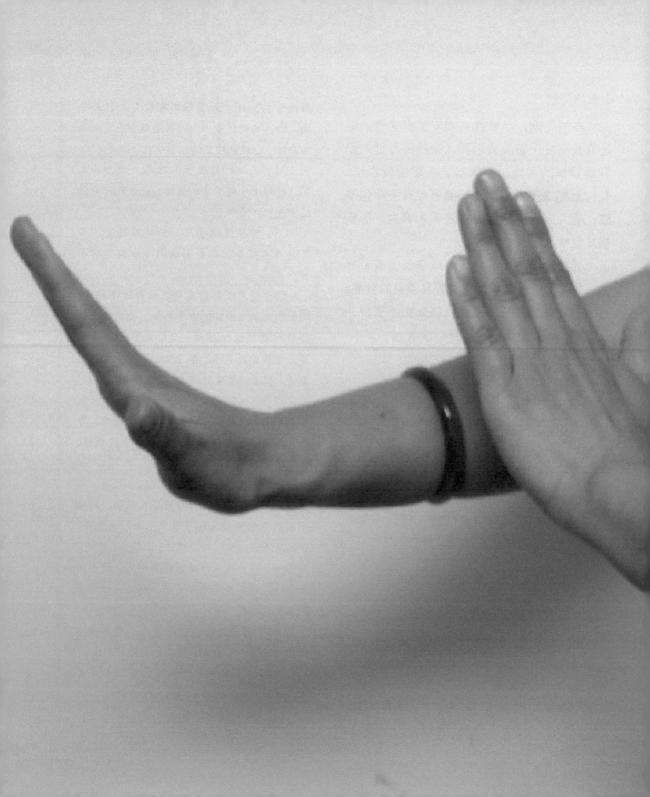

第 3 章

催乳按摩指导

3.1 中医按摩知识

按摩是利用手、足或器械等进行各种手法操作，刺激人体体表部位或穴位，以提高或改善人体生理功能、消除疲劳和防治疾病的一种方法。

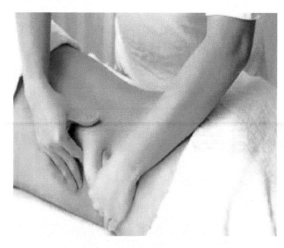

古代中医学认为按摩可以疏通经络、行气活血、通利关节、整形复位。现代中医学认为按摩可纠正解剖位置的失常，通过按摩可以调整内环境的紊乱。

按摩对身体各系统的作用如下。

1.皮肤

（1）使局部毛细血管扩张，血流加快，组织代谢相对提高，局部营养物质交换加强，皮肤温度升高。

（2）消除衰老上皮细胞，减少皮肤皱纹，使肌肤既有光泽又有弹性。

2.神经系统

（1）兴奋。大强度、频率高、时间短的手法，如重推、叩击、搓法。

（2）抑制。小强度、频率低、时间稍长的手法，如轻揉、轻拍、轻推、轻擦等。

（3）镇定。止痛作用，按压、指弹。

3.循环系统

扩张血管，改善循环，静脉血回流加快，加强代谢。

4.呼吸系统

呼吸加深、加快，改善肺通气量。

5.消化系统

加快胃肠蠕动，预防便秘，促进消化功能。

6.运动器官

升高局部温度，克服肌肉黏滞性，预防肌肉萎缩，预防运动损伤，改善关节活动，增强韧带弹性。

3.2 按摩常用介质

按摩时，为了减少对皮肤摩擦损伤，或者为了借助某些药物的辅助作用，可在按摩部位的皮肤上涂一些液体、膏剂，或撒一些粉末。这种液体、膏剂或粉末统称为按摩介质，也称按摩递质。

按摩介质的种类与作用如下。

1. 滑石粉

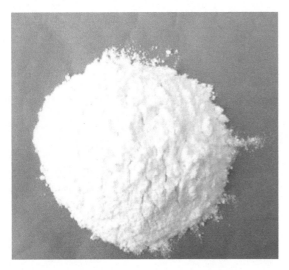

可以润滑皮肤，一般在夏季常用，适用于各种病症，是最常用的一种介质，在小儿推拿中运用最多。

2. 爽身粉

具有润滑皮肤、吸水作用，质量较好的爽身粉可代替滑石粉应用。

3. 葱姜汁

由葱白和生姜捣碎取汁使用，也可将葱白和生姜切片，浸泡于75%的乙醇中使用，能起到加强温热、散寒的作用，常用于冬春季及小儿虚寒证。

4. 食用白酒

适用于成人推拿，具有活血祛风、散寒除湿、通经活络的作用，对发热病人有降温作用，一般用于急性扭挫伤。

5. 冬青膏

由冬青油、薄荷脑、凡士林和少许麝香配制而成，具有温经散寒和润滑的作用，常用于治疗软组织损伤及小儿虚寒性腹泻。

6. 薄荷水

取5%的薄荷脑5克，浸入100毫升75%的乙醇内配制而成。具有温经散寒、清凉解表、清利头目和润滑的作用，常用于治疗小儿虚寒性腹泻以及软组织损伤，使用擦法、按揉法可加强透热效果。

7. 木香水

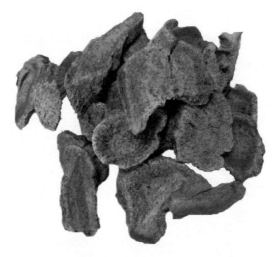

取少许木香，用开水浸泡后放凉，去渣后使用，具有行气、活血、止痛的作用。常用于治疗急性扭挫伤及肝气郁结所致的两肋

疼痛等症状。

8.食用洁净凉水

具有清凉肌肤和退热的作用，一般用于外感热证。

9.红花油

由冬青油、红花、薄荷脑配制而成，具有消肿止痛等作用。常用于治疗急性或慢性软组织损伤。

10.传导油

由玉树油、甘油、松节油、乙醇、蒸馏水等量配制而成。用时摇匀，具有消肿止痛、驱风散寒的作用，适用于治疗软组织慢性劳损和痹症。

11.食用麻油

运用擦法时涂上少许麻油，可加强手法透热的效果，提高疗效，常用于刮痧疗法中。

12.蛋清

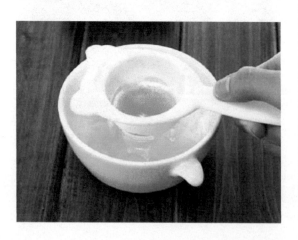

将鸡蛋敲破，让蛋黄与蛋清分离，取蛋清使用，具有清凉去热、祛积消食的作用。适用于治疗小儿外感发热、消化不良等症状。

13.外用药酒

取归尾30克，乳香20克，没药20克，血竭10克，马钱子20克，广木香10克，生地10克，桂枝30克，川草乌20克，冰片1克，浸泡于1.5千克高浓度白酒中，2周后使用。有行气活血、化瘀通络之功效，适用于治疗各种慢性软组织损伤、骨和软骨退行性病症。

> **相关链接**
>
> **按摩介质选择**
>
> **1.辨证选择**
>
> 根据中医学理论进行辨证，根据不同证型选择不同介质。
>
> （1）寒证，用有温热散寒作用的介质，如葱姜水、冬青膏等；热证，用具有清凉退热作用的介质，如凉水、医用乙醇等。
>
> （2）虚证，用具有滋补作用的介质，如药酒、冬青膏等；实证，用具有清、泻作用的介质，如蛋清、红花油、传导油等。
>
> （3）其他证型可用一些中性介质，如滑石粉、爽身粉等，取其润滑皮肤的作用。
>
> **2.辨病选择**
>
> （1）软组织损伤，如关节扭伤、腱鞘炎

等，选用活血化淤、消肿止痛、透热性强的介质，如红花油、传导油、冬青膏等。

（2）小儿肌性斜颈，选用润滑性能较强的滑石粉、爽身粉等。

（3）小儿发热，选用清热性能较强的凉水、乙醇等。

3.根据年龄选择

（1）成年人不论水剂、油剂、粉剂均可应用。

（2）老年人常用介质有油剂和酒剂。

（3）小儿常用介质主要选择滑石粉、爽身粉、凉水、乙醇、薄荷水、葱姜汁、蛋清等。

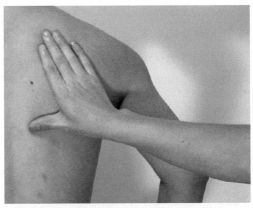

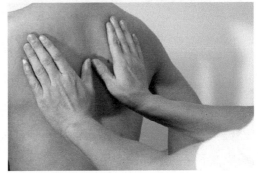

3.3 按摩基本手法

按摩的手法很多，根据按摩部位和目的的不同，可以采用不同的手法，同时产生相应的效果。

下面介绍几种常用的基本手法。

1.推

推法可以加速气血运行，畅通经络，消肿散淤和提高局部温度，主要用于运动前施术及治疗前期操作。

推法根据用力大小和作用不同又分为单手推和双手推两种。

其操作要领如下。

（1）以手掌、掌根、拇指指腹或指间关节背部为着力点，附着于操作部位或穴位，沿着经络或淋巴流动方向，向前推动。

（2）推移的轨迹为直线。

（3）用力要均匀、着实、柔和、舒适。

2.擦

擦法具有温经通络、行气活血、消肿止痛、加强局部血液循环的功效，主要用于四肢、腰背、韧带及肌腱等处。

一般在按摩开始时或结束时使用，也可

在按摩中间手法转换时插入几次。

其操作要领如下。

（1）用手掌大鱼际、掌根或小鱼际附着在一定部位，进行直线来回摩擦。

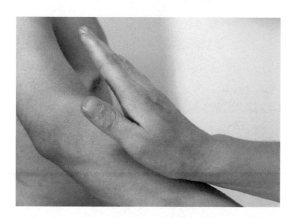

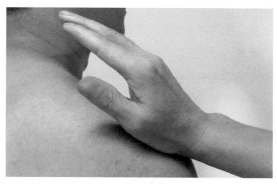

（2）手指自然分开，整个指掌要贴在治疗部位，以肩关节为支点，上臂带动手掌做前后或上下往返移动。

3. 揉

揉分为轻揉和重揉两种。轻揉可以镇静安神、缓解重手法刺激、活血散淤、放松肌肉、消除疲劳；重揉可以加速血液循环、促进代谢、消肿止痛、缓解散结、软化疤痕，适用于身体各部分。

其操作要领如下。

操作时，以单手或双手指腹或掌根、鱼际及掌心吸定在穴位上，稍用力下压，以肘关节为支点，前臂做主动摆动，带动腕部、掌、指做轻缓柔和的旋动。

4. 揉捏

揉捏法具有放松肌肉、消除局部疲劳、加速血液循环、促进代谢、解除痉挛、活血散淤、消肿止痛的功效，主要应用于大块肌肉、肌群或肌肉肥厚的部位，如大腿、小腿和臀部等。

其操作要领如下。

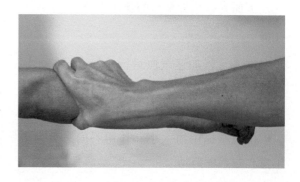

用拇指与其他手指相对着力，将肌肤皮下组织提起，然后做快速捻转前进，或将肌肉捏起再做快速的揉捏挤动作。如此反复进行，循序移动。

5. 搓

搓法具有调和气血、疏松经络、有效放松肌肉的功效，适用于四肢、腰背及肋部，常用于上肢。

其操作要领如下。

被按摩者肢体放松，按摩者用双手掌面夹住肢体按摩部位，然后相对用力，做方向相反的快速搓揉、搓转或搓摩运动，并同时做上下往返移动。

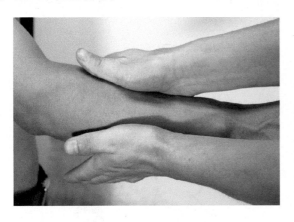

6. 按

根据不同的手法，按法可分为以下四种。

（1）拇指按。按摩者拇指伸直、食指屈曲护住拇指第一关节处，用拇指指面垂直用力向下按压，使刺激达到肌体组织的深层，使被按摩者产生酸、麻、沉、胀和走窜的感觉，持续数秒后渐渐放松，如此反复操作。

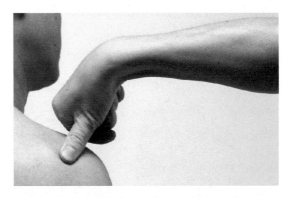

（2）屈指按。按摩者用中指或食指的第二个指间关节屈指骨突部位进行按压。

（3）掌按。按摩者用单掌或双手掌根着力向下按，也可用双掌相对按。

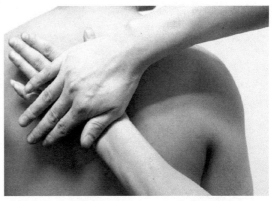

（4）屈肘按。按摩者用屈肘凸出的"鹰嘴部"按压患部。

7. 拍击

拍击法可分为叩击、拍打、切击三种

手法。

（1）叩击。双手半握拳，交替叩打，要求力量均匀，手指、手腕尽量放松，发力在肘。

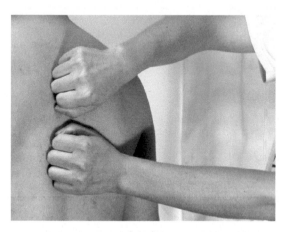

（2）拍打。双手半握拳或手指伸直张开，掌心向下，交替拍打，要求力量均匀，手指、手腕放松，发力在腕。

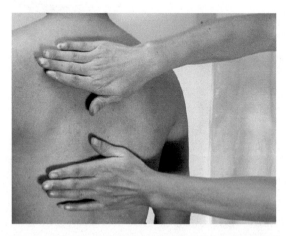

（3）切击。双手手指伸直张开，用手的尺侧进行切击。

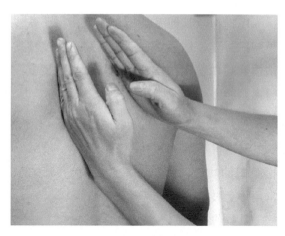

8.抖

抖法具有疏松经络、通利关节、松解粘连、消除疲劳的功效，适用于肌肉肥厚部位和四肢关节，常与搓法配合使用，是一种按摩结束手法。

其操作要领如下。

被按摩者取坐位或卧位，按摩者站立，以单手或双手握住被按摩者患肢的远端，先以缓慢轻柔的手法做摇转、导引及摆动，以使患肢放松，然后用力做小幅度的、连续的、频率较快的上下抖动。

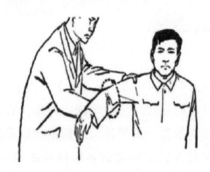

9.运拉

操作时，一只手握住关节近端肢体，另一只手握住关节远端肢体，根据不同关节正常活动范围做被动的屈、伸、内收、外展、旋内、旋外、环转及牵引等活动。

（1）颈部运拉法。被按摩者取坐位，按摩者位于其后，先让其做主动运动，观察活动情况，再顺势给予适当力量帮助被按摩者做颈部屈伸、转动、绕环动作，逐渐加大活动幅度，最后双手托住下颌，向上牵引。

（2）肘关节运拉法。被按摩者取坐位，按摩者立或坐于其对面或侧后方，一只手握住其前臂远端，另一只手握肘部，使肘关节进行屈伸及旋转摇动。

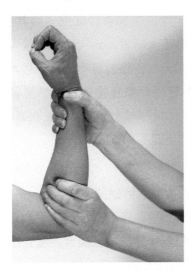

（3）肩关节运拉法。按摩者一只手握着被按摩者肘部，另一只手按其肩部，帮助其肩部做各种活动，活动后给予轻度顺势牵引，使其感到轻微酸痛，运拉结束后会有一种轻快舒适感。

（4）腕关节运拉法。按摩者一只手握住被按摩者腕关节上方，另一只手握住手掌中部，然后使腕关节做屈、伸、内收、外展及旋转运动。

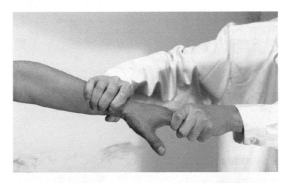

（5）髋关节运拉法。被按摩者取卧位，按摩者一手握住被按摩者小腿下部，另一只手按在膝关节上，使膝关节弯曲，然后使髋关节做屈、伸、外展及旋转运动。

（6）膝关节运拉法。被按摩者取仰卧位，按摩者一只手握住其踝部，另一只手按在膝关节上方，使其做膝关节屈、伸、内翻、外翻和环转活动。

（7）踝关节运拉法。被按摩者取仰卧位，按摩者一只手握住其踝关节上方，另一只手握在前足掌处，帮助其做踝关节屈、伸、内收、外展和环转活动，最后做牵引。

（8）腰部运拉法。被按摩者取仰卧位，

屈膝屈额，按摩者立于侧方，以一只手及前臂扶按其膝，另一只手握踝或托臀，做腰椎左右环旋摇动。

10. 滚

滚法具有舒筋通络、祛风散寒、温经胜湿、活血化淤、解痉止痛等功效。滚法主要适用于头部、颈项部、肩背部。用于头部时，多治疗失眠、头痛、头晕等；用于颈项部、肩背部时，多治疗颈椎病和颈项部的肌肉酸痛等。

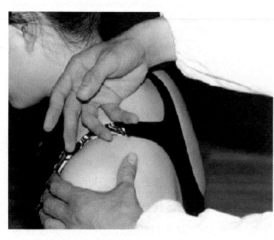

其操作要领如下。

（1）肩臂放松，沉肩垂肘，肘关节微屈约130度，置于身体侧前方。

（2）手腕放松，握空拳，滚动时小鱼际及掌背着力，与施治部位相互紧贴，不可跳跃、拖辗、摩擦。

（3）手背滚动时幅度控制在120度左右，即腕关节屈曲时向外滚动约80度，腕关节伸展时向内滚动约40度。

（4）滚法操作应紧滚慢移，即滚动要快，而移动要慢，移动幅度要小。动作要均匀协调，轻重缓急适宜，频率为每分钟140度左右。

3.4 催乳按摩常识

如果产妇的母乳达不到婴儿的需求，于是产妇会借助一些物理疗法来增加母乳的分泌。催乳按摩就是其中比较流行的一种。

1. 催乳按摩的特点

催乳按摩效果好，时间短。针对产后乳汁分泌问题，专家曾尝试很多种其他方法，但效果都不太明显，而实践证明按摩效果非常好（先天性乳腺发育不良和产后大出血除外）。不管是外敷还是饮食，都需要一定时间，而利用按摩则可迅速解决乳痛、乳胀、乳汁分泌不足等问题。

2. 催乳按摩的作用

按摩催乳的原则是理气活血，舒筋通络，多采用点、按、揉、拿等基本手法，实际运用时需要多种手法相互配合。催乳按摩的具体作用如下。

（1）缓解乳房疼痛。产后乳胀会导致剧痛，即所谓的"痛则不通，通则不痛"，按摩能理气活血、疏通经络，可缓解甚至消除疼痛。

（2）疏通乳腺管，增加泌乳。产妇乳腺管或多或少都存在不畅通的现象，如不及时处理乳胀，乳腺炎、乳汁分泌减少等问题会随之出现。产后乳腺管如果不畅通，会导致婴儿吸乳困难，时间过长则抑制产妇脑垂体催乳素分泌，乳汁分泌量逐渐下降。通过按摩乳腺管，可以增加乳汁分泌。

（3）预防或缓解乳腺增生。对于乳腺增生，药物治疗只能缓解而不能根治。另外，乳腺管不通会导致乳房肿胀，如果不解决，就会引发乳腺增生，导致乳腺炎。如果在产前、产后多进行乳房按摩，坚持母乳喂养，可有效缓解乳腺增生甚至使其消失，避免乳腺炎的发生。

（4）防止乳房松弛、下垂。乳房肿胀及乳腺炎会使乳房松弛、下垂，影响乳房的美观。而按摩可增加乳腺发育，促进胸部肌肉群发育及韧带紧实，从而使乳房更加坚挺。

3. 催乳按摩介质

按摩介质是指可涂在需要按摩的部位，起润滑、舒筋活血等作用的物质。催乳按摩介质要求能减轻摩擦来保护肌肤，并且不会对乳汁产生不良影响。通常选择天然植物油，如香油、橄榄油。

4. 催乳按摩的注意事项

（1）注意卫生。因为产妇的抵抗力都比较差，如不注意卫生，细菌很容易侵入，因此，催乳师应注意个人卫生，不留长指甲，不戴戒指等硬物，以免划伤产妇乳房。

（2）催乳师态度要和蔼，尽量不讲消极泄气话，以免产妇担心焦虑，影响乳汁分泌。

（3）按摩时应让产妇采取比较舒服的姿势，按摩力度须根据产妇的反应随时增减，以免产妇疼痛，拒绝接受按摩，失去增加泌乳的机会。

（4）产妇生产后身体较虚弱，所以一般剖宫产3天、自然生产2天后才可以按摩。有些产妇不适宜采用按摩来催乳，如产后大出血、急性乳腺炎等。

3.5 催乳师练手操

催乳按摩主要依靠指掌关节和腕关节的力量。用力得当是催乳成功的关键因素之一，用力不当不仅不能取得良好的效果，而且容易导致催乳师关节、肌腱、肌肉的损伤。

1. 拉手指

拉手指的主要目的是锻炼催乳师上臂的力量，其操作手法如下。

首先将双脚张开与肩齐，然后双臂悬空平放于胸前，最后十指交叉后用力拉开。

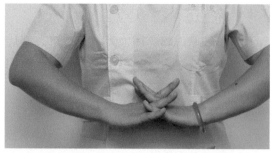

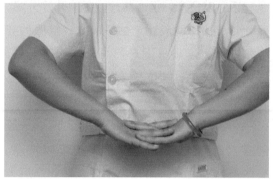

2.弹指

弹指可以锻炼催乳师手指的协调性和灵活性，其操作手法如下。

将双脚张开与肩齐，双臂悬空平放于胸前，双手张开，以大拇指、食指、中指、无名指和小拇指顺序依次收拢。

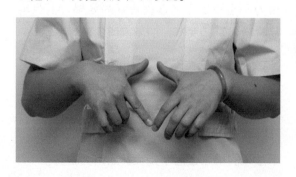

3.双手合掌向下压手腕

双手合掌向下压手腕的主要目的是练习催乳师腕部的力量，其操作手法如下。

双脚张开与肩齐，双臂悬空平放于胸前，合掌，运动时以手腕为轴心，前臂不得晃动。

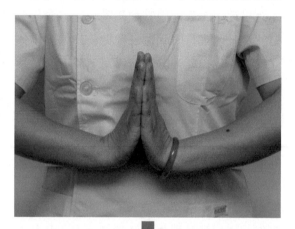

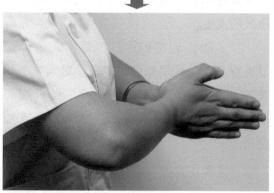

4.甩手腕

甩手腕时应双脚张开与肩齐，双臂悬空平放于胸前，双腕用力向下甩动。注意应以手腕为支点，上臂稳定。

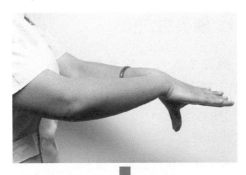

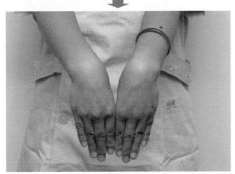

5.双手交叉向外推手掌

该动作主要锻炼催乳师上臂的力量，其操作手法如下。

双脚张开与肩齐，双臂悬空平放于胸前，手腕交叉相叠，用前臂的力量向外推出。

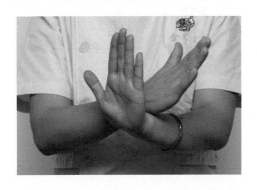

6.双手同时转手腕

该动作可以锻炼催乳师腕部的灵活性，其操作手法如下。

双脚张开与肩齐，双臂悬空平放于胸前，以手腕为轴心，虚掌做360度的顺时针和逆时针的交替旋转。

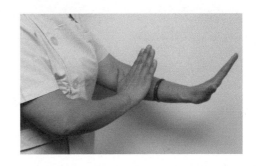

7.双手交叉转手腕

该动作可以锻炼催乳师的两手协调能力，其操作手法如下。

双脚张开与肩齐，双臂悬空平放于胸前，以手腕为轴心，虚掌做两手不一致的360度旋转。

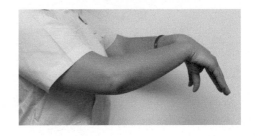

8.贴手背摩擦

该动作主要是锻炼双手力量和灵活度，

其操作手法如下。

双脚张开与肩齐，双臂悬空平放于胸前，两手背成十字相贴，以手腕为支点，快速运动，要两手交叉进行。

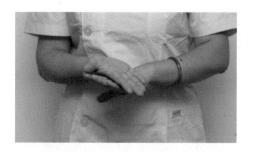

9.双手交握转腰

该动作可以锻炼催乳师腰部的力量，其操作手法如下。

双脚张开与肩齐，双手十指交叉后向前方推出，然后90度左右转动腰部。

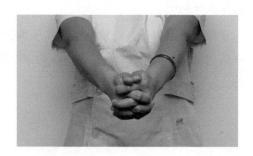

10.双肩打圈

双肩打圈主要是指通过动作来缓解催乳师的肩部肌肉的疲劳，其操作手法如下。

以肩关节为轴心，顺时针或逆时针转动肩关节。

3.6 催乳主穴位

催乳主穴位包括乳中、乳根、膻中、天池、神封、膺窗、脾俞、肝俞、肾俞、肩井等。

1.穴位位置

催乳主穴位位置展示如下。

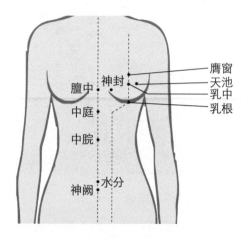

正面主穴位

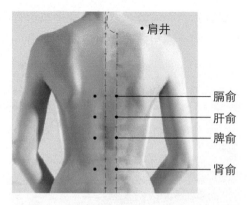

背面主穴位

2.穴位说明

催乳主穴位的具体位置如下表。

催乳主穴位位置

穴位名称	穴位位置
膻中	位于两乳线中点
乳根	位于乳头正下方
乳中	乳房正中间
天池	位于乳头外1寸,第四肋间隙中
神阙	位于腹中部、脐中央
膺窗	胸前正中线旁4寸,第三肋间隙中
神封	胸部正中线(膻中)旁2寸,第四肋间隙凹陷处
中庭	在胸部,前正中线上,平第5肋间,即胸剑结合部
水分	在上腹部,前正中线上,脐上1寸
中脘	位于人体上腹部、脐窝前正中线上4寸
脾俞	在人体背部,第十一胸椎棘突下,左右旁开两指宽处(旁开1.5寸)
膈俞	位于身体背部,在第七胸椎棘突下,左右旁开两指宽处(1.5寸)
肝俞	位于背部脊椎旁,第九胸椎棘突下,左右两指宽处(或第九胸椎凸骨下,左右旁开1.5寸)
肾俞	位于人体的背部,在第二腰椎棘突下,旁开1.5寸处
肩井	位于肩上,前直乳中,在大椎与肩峰端连线的中点,即乳头正上方与肩线交接处

注:1寸 = 3.33厘米,下同。

3.7 催乳配穴

1.正面配穴

催乳配穴,位于正面的穴位如下。

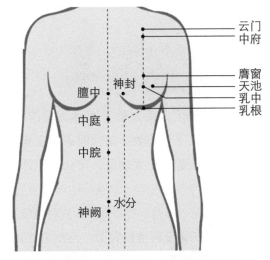

(1)中府。中府位于胸前正中线旁开6寸,第一肋间骨中。适当刺激该穴位,可缓解胸痛、咳嗽。

(2)云门。云门位于胸前正中线旁开6寸,锁骨下窝凹陷处。适当刺激该穴位,可缓解咳嗽、哮喘。

2.背部配穴

催乳配穴,位于背部的穴位如下。

(1)风池。风池穴位于后颈部,后头骨下,两条大筋外缘陷窝中,相当于与耳垂齐平(或头枕骨之下,与风府穴相平,胸锁乳突肌与斜方肌上端之间的凹陷处)。

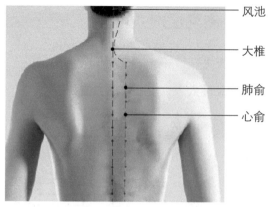

掌骨之间，约平行于第二手掌骨中点线处，如下图所示。

（3）曲池。曲池穴在肘横纹外侧端，寻找穴位时屈肘，于尺泽与肱骨外上髁连线的中点处取穴，如下图所示。取该穴位时产妇应采用正坐、侧腕的姿势。

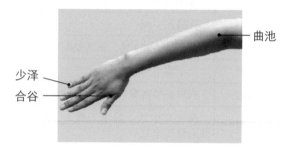

（2）大椎。大椎穴位于人体颈部下端，第七颈椎棘突下凹陷处。取穴时采用正坐低头姿势，若凸起骨不太明显，可让产妇活动颈部，不动的骨节为第一胸椎，约与肩平齐。

（3）肺俞。肺俞穴在背部。取穴时可以采用俯卧位，在第三胸椎棘突下，身柱（督脉）旁开1.5寸处取穴（左右旁开两指宽处）。

（4）心俞。心俞穴位于背部第五胸椎棘突下，旁开1.5寸。取穴时一般可以采用正坐或俯卧姿势。

3.四肢配穴

（1）少泽。少泽穴也称小吉穴、少吉穴，位于小拇指指甲根外下方1寸处，如下图所示。适当刺激该穴位能生乳、催乳、通乳。产妇可以在每天13：00～15：00点用牙签尖刺激两侧少泽穴2分钟，催乳的同时还能促进营养吸收。

（2）合谷。合谷穴位于手背第一、第二

（4）劳宫。劳宫穴在手掌心，约第二、第三掌骨之间，偏于第三掌骨，当握拳屈指时，中指指尖处，如下图所示。

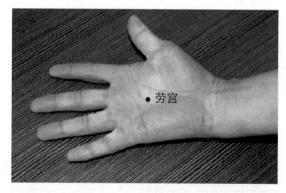

（5）太冲。太冲穴在脚背大拇趾和第二趾结合的地方向后，脚背最高点前的凹陷处，如下图所示。

（6）足三里。足三里位于腿外侧，外膝

眼下3寸，胫骨外侧约一横指处，适当刺激该穴位可缓解贫血，如下图所示。

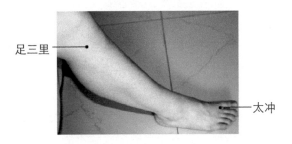

足三里

太冲

4.其他位置

（1）渊腋。取渊腋穴时，举臂，在侧胸部，腋中线上，腋下3寸，第四肋间隙中，如下图所示。

（2）极泉。极泉穴位于腋窝顶点，腋动脉搏动处，如下图所示。适当刺激该穴位可缓解心痛、咽干烦渴、胁肋疼痛、瘰疬、肩臂疼痛等疾病。

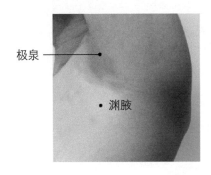

极泉

渊腋

3.8 催乳取穴方法

每个穴位都有各自的位置。穴位定位准

确与否直接影响到治疗效果，要做到定位准确就必须掌握定位的方法。

常用的定位方法有以下三种。

1.解剖标志取穴法

以与人体有关的体表自然解剖标志作为取穴的依据，可分为固定标志和活动标志两类。

（1）固定标志。固定标志是指不受人体活动影响而固定不移的标志，如头面部以五官眉发为标志，胸腹部以乳头、胸骨、脐孔、趾骨为标志，四肢以关节、骨凸为标志。

（2）活动标志。活动标志指必须采取相应的动作姿势才会出现的标志，包括皮肤的皲裂、肌肉的凹陷或隆起、关节间的孔隙或手指端的部位作定穴依据。

2.指量法

指量法是以产妇的手指为标准进行测量定穴的方法。

> **温馨提示**
>
> "一指宽"是指大拇指最粗部分的宽度；"两指宽"则是指食指与中指并列，第二关节（指尖算起的第二个关节）部分所量宽度。

（1）中指同身寸。以产妇中指中节弯曲时内侧两端纹头之间作为1寸，适用于四肢部的直寸取穴和背部的横寸取穴。

（2）拇指同身寸。以产妇拇指关节的横度作为1寸，也适用于四肢部的直寸取穴。

（3）横指同身寸。食指、中指两指并拢横度为1.5寸，食指、中指、无名指、小指四指并拢横量为3寸（以中指中节横纹处为准），适用于四肢及腹部的取穴。

温馨提示

手指的大小、宽度，因年龄、体格、性别不同而有极大的不同。以此法确定穴位时，必须以产妇的手指宽度来找。

3. 找反应法

身体有异常，穴位上便会出现各种反应，如下所示。

（1）用手指一压，会有痛感（压痛）。

（2）以指触摸，有硬块（硬结）。

（3）稍一刺激，皮肤便会刺痒（感觉敏感）。

（4）出现黑痣、斑（色素沉淀）。

（5）与周围的皮肤产生温度差（温度变化）等。

这些反应是否出现，是此处有无穴位的重要标志。在找穴位之前，先压压、捏捏皮肤，如果有以上反应，那就说明找对地方了。

3.9 普通型缺乳按摩

1. 缺乳原因及症状

产妇分娩3天后，如果乳汁分泌不足或全无，即为产后缺乳。产后缺乳通常是因为产妇乳腺发育不良，或者产后失血过多及疲劳过度所致，其表现是乳房柔软不胀。

2. 按摩穴位

普通型缺乳按摩穴位如下图所示。

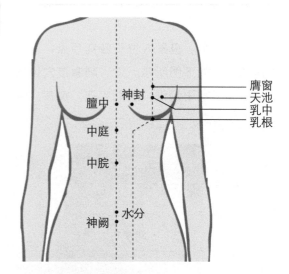

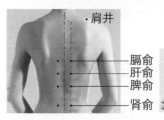

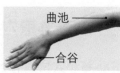

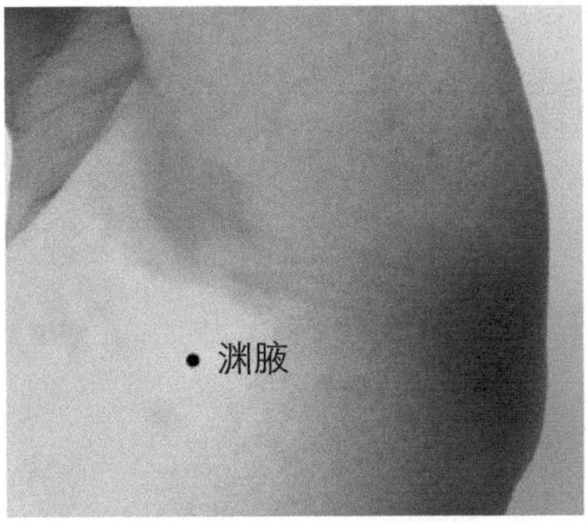

3. 按摩操作步骤

（1）产妇采用仰位式坐位。催乳师搓热两手，蘸上按摩油，如下图所示。

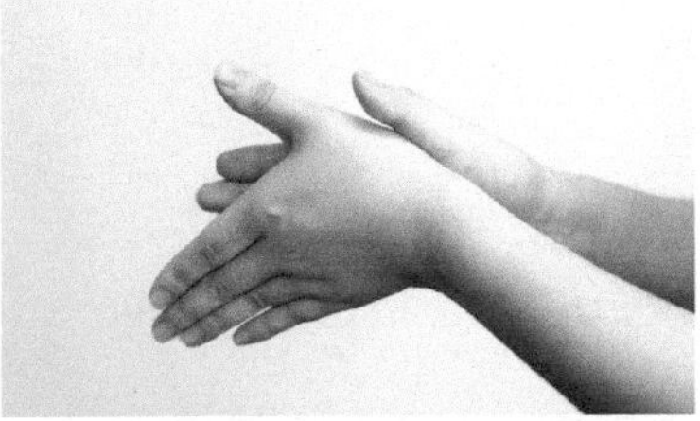

（2）用三指按揉并摩膻中穴，时间为1分钟。

（3）按揉乳中、乳根、天池、渊腋、膺窗、神封，各2 ~ 5分钟。每日两次，以穴位处有酸胀、痛感为度，如下图所示。

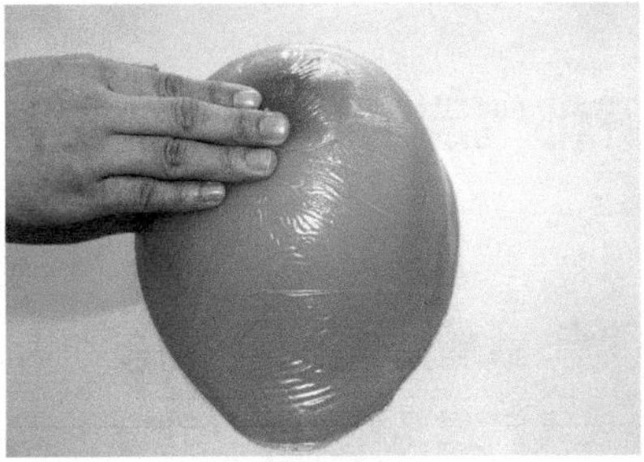

乳中

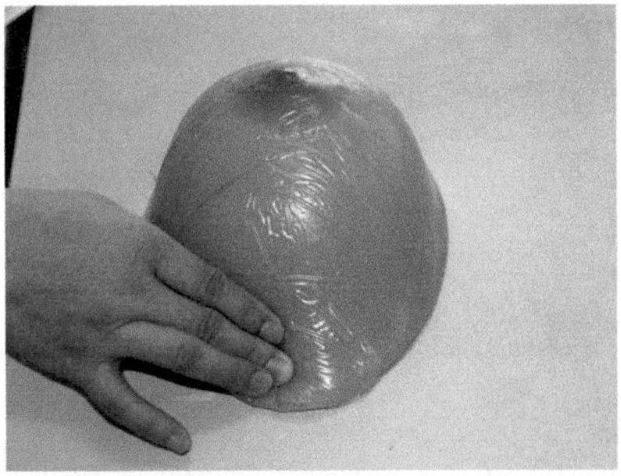

乳根

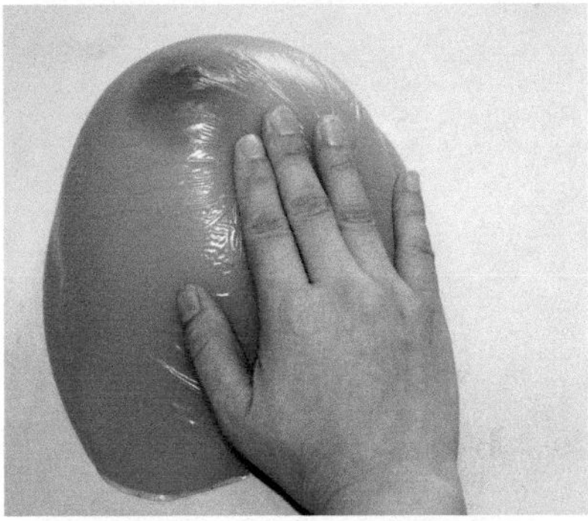

天池

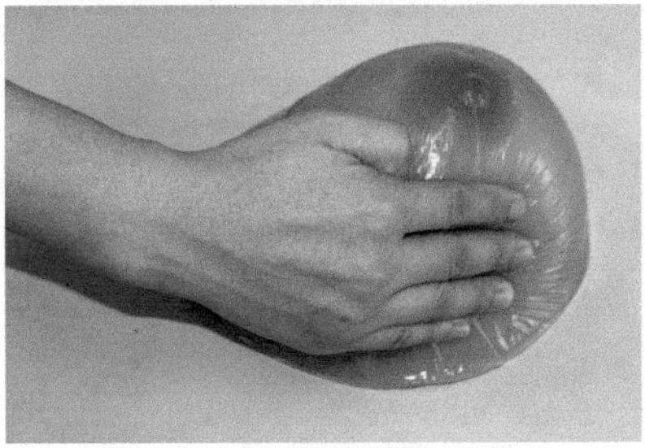

膺窗

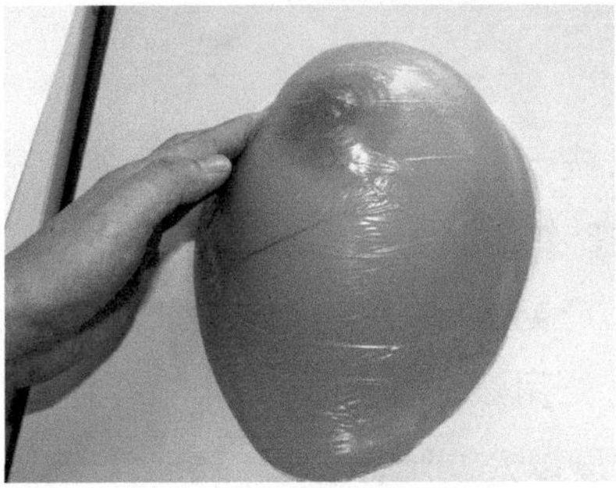

神封

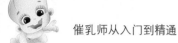
（4）拇指、食指、中指轻轻地捏拿乳头，像婴儿吮吸的样子，持续时间为2分钟，如下图所示。

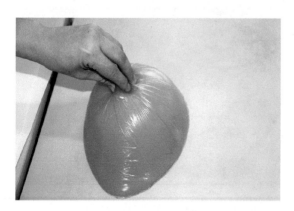

（5）用五指从乳房远端向乳头方向梳乳房，持续时间为5分钟左右，如下图所示。

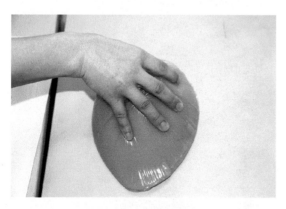

（6）点按云门、中府、曲池、合谷，每一穴位点按5次。

（7）让产妇俯卧，在背部膈俞、肝俞、脾俞、肾俞处用滚法按摩，持续时间为5分钟，刺激强度以穴位处有酸胀、痛感为度。

（8）用捏法自上而下地捏产妇的脊部3～5遍。

（9）用双手捏拿产妇的肩井3次。

（10）按摩结束后要对乳房进行热敷，如下图所示。

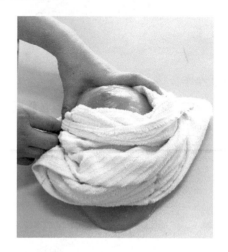

 温馨提示

　　如果产妇身体状况良好，最好采用坐位按摩，这样更有利于准确取穴和乳汁泌出。如果产妇体质比较虚弱，应采用仰卧位按摩。

3.10 肝郁气滞型缺乳按摩

1.缺乳原因及症状

　　肝郁气滞型缺乳是指产妇在哺乳期内，性格抑郁，或者产后情绪不好，乳脉不通，

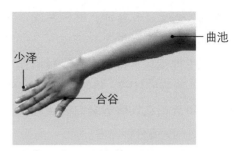

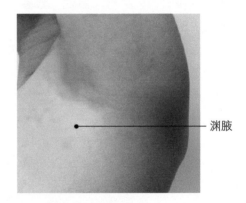

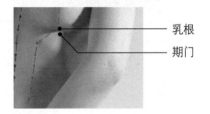

阻碍乳汁运行，乳汁运行不畅，因此乳汁很少，或者完全没有乳汁。

肝郁气滞型缺乳主要表现为产后乳汁少，浓稠，或乳汁不下、乳房胀硬疼痛、产妇忧郁、胸肋胀闷、没有食欲，或身体微微发热、舌苔薄黄。

2.按摩穴位

肝郁气滞型缺乳按摩穴位如下图所示。

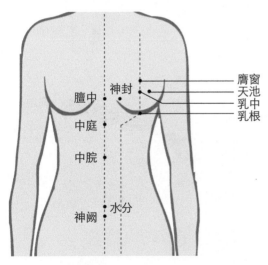

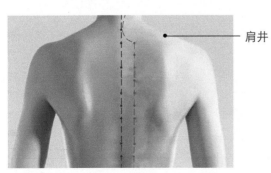

3.按摩步骤

肝郁气滞型缺乳按摩步骤如下。

（1）产妇仰位式坐位。催乳师搓热两手，蘸上按摩油。

（2）用三指按揉并摩膻中，时间为1分钟。

（3）按揉乳中、乳根、天池、渊腋、膺

窗、神封，各2～5分钟。每日两次，以穴位处有酸胀、痛感为度。

（4）用拇指、食指、中指轻轻地捏拿乳头，像婴儿吮吸的样子，持续时间为2分钟。

（5）用五指从乳房远端向乳头方向梳乳房，持续时间为5分钟左右。

（6）点按云门、中府、曲池、合谷，每个穴位点按5次。

（7）点按少泽穴位，要求按5～10次。

（8）搓摩胁肋，时间为1分钟。

（9）点按期门，要求点按3次。

（10）捏拿肩井3次。

（11）让产妇俯卧，由上而下拍打后背10～20次。

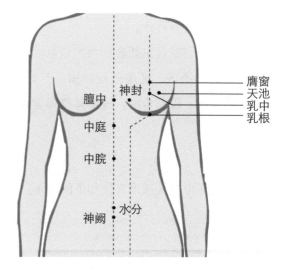

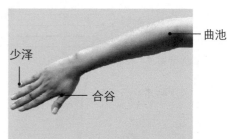

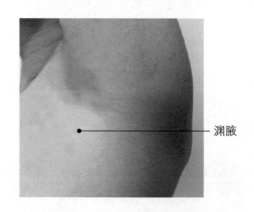

3.11 气血虚弱型缺乳按摩

1.缺乳原因及症状

气血虚弱型缺乳指的是有的产妇身体本来就气血虚弱，或者平时就脾胃虚弱，气血生化不足，加上在分娩过程中失血耗气过多，导致产后乳汁很少，甚至一点儿都没有。

催乳师开展工作前要观察产妇，如果产妇乳房柔软，没有胀痛感，面色苍白，神情疲倦，吃的又少，面色没有光泽，则可以判断属于这一类型症状。

2.按摩穴位

气血虚弱型缺乳按摩穴位如右图所示。

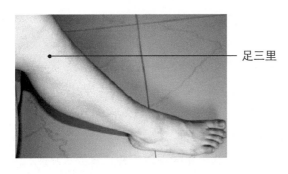

足三里

3.按摩步骤

气血虚弱型缺乳按摩步骤如下。

（1）产妇仰位式坐位。催乳师搓热两手，蘸上按摩油。

（2）用三指按揉并按摩膻中，时间为1分钟。

（3）按揉乳中、乳根、天池、渊腋、膺窗、神封，各2～5分钟。每日两次，以穴位处有酸胀、痛感为度。

（4）拇指、食指、中指轻轻地捏拿乳头，像婴儿吮吸的样子，持续时间为2分钟。

（5）用五指从乳房远端向乳头方向梳乳房，持续时间为5分钟左右。

（6）点按云门、中府、曲池、合谷，每一穴位点按5次。

（7）点按少泽穴9次左右。

（8）搓摩胁肋，时间为1分钟。

（9）按揉足三里30～50次。

3.12 乳汁淤积按摩

1.原因及症状

乳汁淤积是因为乳汁分泌过多却没有及时排空，或者在乳腺管还没有畅通的情况下就进行大补时引起的。

乳汁淤积常发生在产后3～7天内，如果不及时处理，很容易发生急性乳腺炎。其主要表现为乳房出现一些肿块，肿块可以移动，表面光滑，肤色不变，按压则会胀痛，皮肤不热或微热，与肿块相对应的乳孔没有乳汁排出。

2.按摩穴位

乳汁淤积按摩穴位如下图所示。

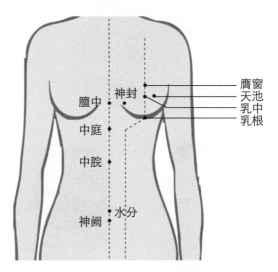

膻中　中庭　中脘　神阙　神封　水分　膺窗　天池　乳中　乳根

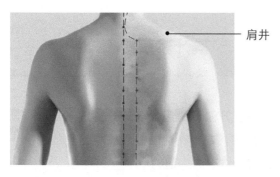

肩井

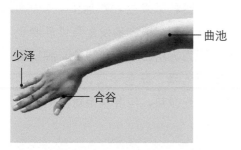

曲池

少泽

合谷

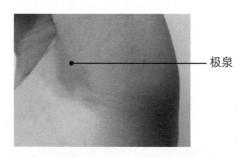

极泉

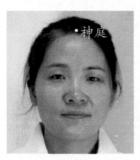

神庭

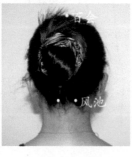

百会

风池

3.按摩步骤

乳汁淤积缺乳按摩步骤如下。

（1）让产妇端坐，催乳师站在后面，左手扶住产妇肩膀，右手呈五指伞形状展开，稍用力，由头前额开始，从"神庭"渐移到"百会"，再移到"风池"，如此反复做8次左右。

（2）双手拿捏两侧肩井，拿捏2分钟。

（3）用湿热毛巾敷乳房，敷约5分钟。

（4）蘸按摩油抹在产妇乳房上，一只手托起患侧乳房，另一只手三指并拢，在乳头和乳晕处轻轻地揉动，以引起排乳反射。接着，在乳头外侧到乳头处用指揉、指摩、指梳、指抹等手法按摩，直到肿块消失，淤乳排出。

（5）拿捏患乳的侧胸大肌5次左右。

（6）弹拨极泉穴5次左右。

（7）用点按法点按膻中、乳中、乳根、天池、膺窗、神封、曲池、合谷、少泽等穴位，每一穴位点按5次。

3.13 乳头凹陷按摩

1.原因及症状

乳头凹陷是指整个乳头向乳房里面陷入，乳头变得短而平坦，甚至低于乳晕平面，但乳头的方向仍朝前或有轻度的倾斜。

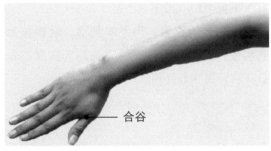

合谷

3.按摩步骤

乳头凹陷的按摩步骤如下。

（1）乳头伸展练习。用拇指和食指平行放在乳头两侧，慢慢地由乳头向两侧外方拉开，牵拉乳晕皮肤及皮下组织，使乳头向外凸出；以同样方法由乳头向上、下纵行牵拉。每日2次，每次5分钟。

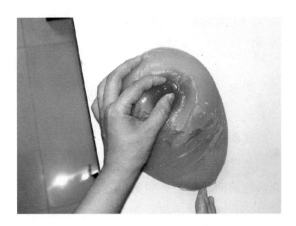

（2）乳头牵拉练习。用一手托住乳房，另一手拇指、中指和食指抓住乳头，轻轻向外牵拉，并左右捻转乳头。严重凹陷者可用吸奶器吸牵乳头，使其向外凸出。每日2次，

孕妇中约有3%的人存在乳头凹陷问题。乳头凹陷在孕期若得不到纠正，婴儿的吸吮就会产生困难，使产妇产生不必要的焦虑，并失去用自己的乳汁喂养孩子的信心。

乳头凹陷会影响产后哺乳，而且局部难于清洗，下陷的部位易藏污纳垢，常引起局部感染，乳腺导管又与凹陷处相通，炎症会向乳腺内扩散而引起乳腺炎。

2.按摩穴位

乳头凹陷按摩穴位如下图所示。

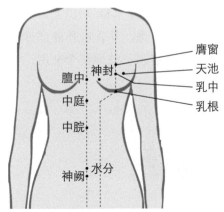

膺窗 天池 乳中 乳根 神封 膻中 中庭 中脘 神阙 水分

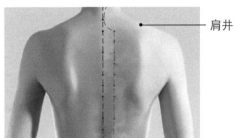

肩井

每次重复 10 ~ 20 下。

（3）乳房按摩。用手掌侧面，轻轻按摩乳房壁，露出乳头，围绕乳头均匀按摩。每日 1 次，每次 5 分钟。

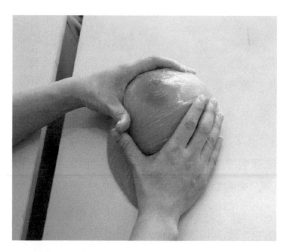

（4）点按膻中、乳根、乳中、肩井、合谷等穴位，各 1 分钟。

3.14 产后乳房胀痛按摩

1.症状及治疗

产后乳房胀痛是许多产妇都遇到的问题。乳房胀痛时，乳晕处变得很硬，乳头相应变短，婴儿吮吸时不容易含住乳头，产妇也因疼痛不愿喂奶。乳房胀痛加重时，还会影响产妇的手臂活动，治疗方法如下。

（1）将奶挤出。可利用吸奶器，包住整个乳头、乳晕部分，然后用另一只手将其固定，把奶吸出。

（2）热敷乳房。准备一盆干净的热水，水温为 50 ~ 60℃，可依气温酌情增减；露出胸部，用毛巾将乳下 2 ~ 3 寸盖好；用温热毛巾覆盖住两侧乳房，保持水温。

> 💡 **温馨提示**
>
> 最好两条毛巾交替使用，每 1 ~ 2 分钟更换一次热毛巾，反复敷 8 ~ 10 分钟即可。热敷时要注意乳房皮肤的反应，避免烫伤。

2.按摩乳房

按摩乳房的方法有以下几种。

（1）螺形按摩。从乳房基底部开始，向乳头方向以螺旋形状按摩整个乳房，如下图所示。

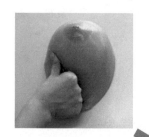

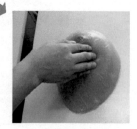

（2）环状按摩。利用双手托住整个乳房的上下及左右，由基底部向乳头以来回方向按摩，如下图所示。

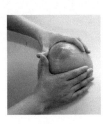

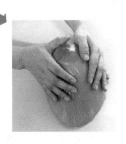

（3）按压按摩。双手拇指置于乳房之上，四指在乳房两侧，然后由基底部向乳头方向挤压，四侧都以这种方法来做，如下图所示。

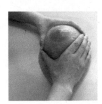

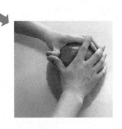

3.15 产后乳汁自出按摩

产后乳汁自出是指产后乳汁不经婴儿吮吸即不断自然地流出，又称"漏乳""产后乳汁溢出"或"乳汁自涌"等。在这里主要介绍的是因病而引起的产后乳汁自出。

1.症状

不同的病因所引起的症状是不同的。

（1）气血虚弱所引起的症状为乳房柔软、乳汁清稀、乳房无胀感、神疲气短、舌淡苔薄、脉细弱。

（2）肝经郁热所引起的症状为乳房胀硬、乳汁浓稠、清志抑郁、烦躁易怒，甚或心悸少寐、便秘尿黄、舌质红、苔薄黄、脉弦数。

> 💡 **温馨提示**
>
> 产后乳汁自出临床表现典型的症状即为产后乳汁不经婴儿吮吸或挤压而自然溢出。一般流出乳白色或黄白色的乳汁，而且乳房无结块，可有或无疼痛。

2.按摩

如果是气血虚弱型，即按前述"气血虚弱型缺乳按摩"来操作；如果是肝经郁热型，即按前述"肝郁气滞型缺乳按摩"来操作。

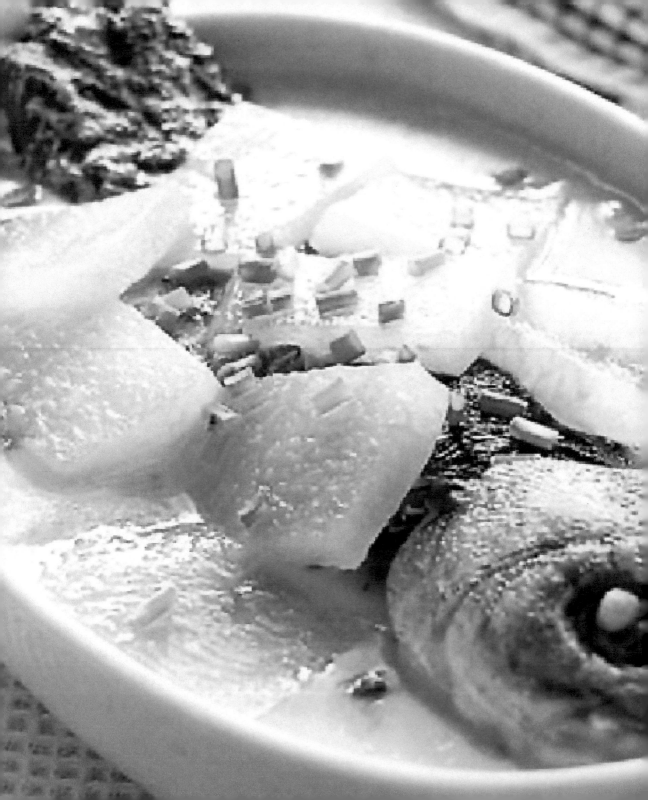

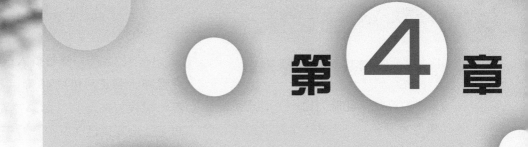

第 **4** 章

产妇营养配餐

4.1 产妇营养对泌乳量影响

大多数产妇泌乳能力比一个婴儿所需要的乳量要大得多。泌乳是一个持续过程，但产生乳量则主要由婴儿的需要来调节。

乳汁的产生包括泌乳和排乳两个过程，如下图所示。

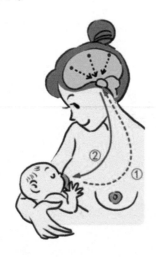

图示说明：

① 表示脑下垂体分泌催乳素，促使腺泡分泌乳汁。

② 表示婴儿吮吸乳头，刺激脑下垂体分泌催产素，形成排乳反射。

正常情况下，产后乳汁分泌量逐渐增多。营养状况良好的产妇，每日可泌乳800 ~ 1000毫升。在哺乳期的前6个月，平均每天泌乳量约为750毫升，其后的6个月约为600毫升。

但是，当产妇热量摄入很低时，可使泌乳量减少到正常值的40% ~ 50%。对于营养状况良好的产妇，如果哺乳期节制饮食，也可使母乳量迅速减少。对于营养状况较差的产妇，补充营养，特别是增加热能和蛋白质摄入量，可增加泌乳量。

 温馨提示

产妇的饮食、营养状况也是影响乳汁分泌的重要因素，产妇营养不良将会影响乳汁的分泌量和泌乳期的长短。

4.2 产妇营养对乳汁影响

产妇营养对乳汁成分有一定影响，尤其是摄入营养素量变动较大时，影响则更明显。

1.蛋白质营养状况

母体蛋白质营养状况对乳汁中蛋白质含量和氨基酸组成有不同的影响结果。人乳的蛋白质含量一般比较恒定，但如果进食蛋白质的质量较差、摄入量又严重不足，会影响乳汁中蛋白质的含量和组成。

2.脂肪酸

产妇膳食中脂肪酸的含量和组成影响着乳汁中的脂肪酸含量和组成。脂肪摄入量高时乳汁中的脂肪含量可达45克/升左右；脂肪摄入量低时乳汁中脂肪含量可降至20克/升左右。人乳中不同脂肪酸的比例随产妇膳食摄入量而变化。

（1）在摄取富含饱和脂肪酸的膳食时，人乳中的亚油酸含量约占总脂肪酸的9.4%。

（2）在摄取富含不饱和脂肪酸的膳食时，人乳中的亚油酸含量约占总脂肪酸的15.5%。

3. 维生素

（1）维生素A在乳汁中含量与产妇膳食关系密切。产妇膳食中维生素A含量丰富时，则乳汁中也会有足够量的维生素A。

（2）维生素D、维生素K浓度低，且几乎完全不受产妇膳食的影响。

（3）维生素B_1、维生素B_2、维生素B_6、维生素B_{12}、叶酸、尼克酸和维生素C等大多能自由通过乳腺，所以它们在乳汁中的含量直接受产妇膳食影响。

4. 钙

母乳中钙含量一般比较恒定。当膳食中钙供给不足时，首先会吸取母体内的钙，以保持乳汁中钙含量的稳定。但产妇膳食中长期缺钙，也可使乳钙含量降低。

5. 其他元素

（1）母乳中铁含量很低，产妇膳食中铁含量的多少对乳汁中铁含量影响甚微。

（2）乳汁中锌含量与膳食中动物性蛋白质和动物性食物中的锌之间呈显著正相关关系。

（3）乳汁中铜含量与产妇动对物性蛋白的摄取量有关。

（4）乳汁中硒和碘的摄入量与其在乳汁中的浓度呈正相关关系。

由上述可见，产妇营养是乳汁分泌的物质基础，直接关系到乳汁分泌的质和量。如果产妇膳食中营养素含量不足或缺乏，一般短期内泌乳量不会明显下降，乳汁中成分也基本恒定，但乳汁中的成分是通过吸取母体储备的营养素，甚至牺牲母体组织来维持的，因此会影响到母体健康。

一旦产妇营养不良影响到乳汁质量，不仅不能满足婴儿生长发育需要，甚至会导致婴儿出现营养缺乏性疾病。

💡 温馨提示

根据授乳期母体的生理特点及乳汁分泌需要，合理安排膳食，保证充足的营养供给，对于产妇和婴儿的健康是非常重要的。

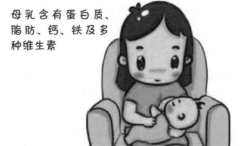

母乳含有蛋白质、脂肪、钙、铁及多种维生素

相关链接

产妇生理变化特点

正常情况下，新生儿在出生8小时后应该开始得到母乳喂哺，即进入哺乳期。

产后一个月称产褥期（坐月子）。此期是母体生理变化最明显的时期，特别是皮肤排泄功能旺盛，出汗量多，尤以睡眠时更明显。由于产后卧床较多，腹肌和盆底肌松弛，易发生便秘；又因为活动较少，进食高蛋白、高脂肪的食物较多，故易发生产后肥胖。除此以外，在哺乳期内生理上的改变还有以下几点。

1.血中激素水平急剧降低

胎盘生乳素在1天之内，雌激素、孕激素在1周之内，降到妊娠之前的正常水平。

2.基础代谢率增高

一般基础代谢率比未哺乳妇女高20%。为了保证分泌优质的乳汁，为了保证自身机体的恢复和哺乳的顺利完成，母体对能量、优质蛋白质、脂肪、无机盐、维生素和水的需求均相应增加。

3.母体恢复

母体的子宫及其附件将逐渐恢复孕前状态，而乳房则进一步加强它的活动：喂哺有利于使产后妇女性器官和机体有关部分更快地复原。

在怀孕期间，母体在正常条件下可储备约6千克的体脂，在哺乳过程中可以逐步消耗，因此一部分母体在喂哺一年后就可以恢复到孕前的体重，一部分母体可因哺乳而使体重比原来减轻。

4.乳腺分泌乳汁

分娩后，随着雌激素水平的下降，垂体分泌的催产素却持续升高，而高水平的催产素是乳汁分泌的基础。

此外，婴儿对乳头的吮吸刺激、对乳汁的吸空刺激和婴儿的存在与活动（如哭声）对母亲的刺激等，都能引起母亲的下奶反应（吸吮反射）。

由于乳汁的分泌，产妇消耗的热能及各种营养素较多，必须及时给予补充。

4.3 产妇营养的特点

哺乳期的营养需求远大于妊娠期，因为产妇不但要分泌乳汁，哺育婴儿，还要恢复自身的健康。因此，产妇的营养有下图所示的两个要求。

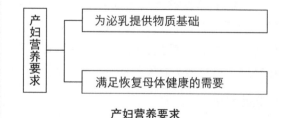

产妇营养要求

健康而营养状况良好的产妇，其膳食状况并不会明显影响乳汁中所有的营养素，乳汁中的蛋白质含量是比较恒定的，也不受膳食蛋白质偶尔减少的影响。但是，如果产妇在孕期和哺乳期时蛋白质与热量均处于不足或边缘缺乏状态，则产妇的营养状况就会影响乳汁中营养素的分泌水平。

乳汁中脂溶性和水溶性维生素的含量，均不同程度受产妇膳食中维生素摄入量的影响，特别是当母体的这些维生素处于缺乏状况时将更为明显。

4.4 产妇营养需求

1.热量

除产妇本身的热量消耗外，还有乳汁的热量消耗。

以母乳每日平均分泌的乳汁为800毫升计算，每100毫升乳汁含热能280千焦耳，所以，每日分泌的乳汁所需的能量为2240千焦耳。

再考虑母体本身的热能转变成乳汁热能的效率只有80%，则母体分泌800毫升的乳汁共消耗的热能为2800千焦耳，因此，产妇应每日需额外增加2800千焦耳热能。

如果计算母体在孕期的脂肪储备用于前6个月哺乳的热量时，则体内储备约6千克的脂肪，可计算每月动用1千克，相当于37800千焦耳的热量。因此，相当于每日消耗1260千焦耳热量，所以，在每日乳汁分泌消耗的2800千焦耳热量中，扣除1260千焦

耳后，实际需要量只增加1540千焦耳。

产妇之间存在着个体差异，在孕期的脂肪储备量也不一致，而哺乳量和乳汁质量也不尽相同。如排出量小，则热量消耗比估计的低；相反，则热量消耗比估计的高，应酌情分析。

相关链接

怎样判断产妇热量是否足够

1.了解产妇体重的改变状况

在对个体产妇进行膳食指导时，体重的改变仍然可作为提供能量是否足够的信号，如体重迅速减轻，应考虑热量的供给可能存在不足；如体重迅速增加，应考虑热量的供给可能过多，应增加体力活动，以免身体发胖。

2.观察泌乳量

泌乳量也可作为产妇摄入热能是否充足的依据。若在哺乳后婴儿有满足感，能安静睡眠，在哺乳后3～4小时内无烦躁现象，且生长发育好，表示乳汁质量适当；在哺乳前后各称一次体重，便可知道一次乳汁的量，如每次在150毫升左右，可认为热量比较充足。

2.蛋白质

产妇在孕期体内储存蛋白质很少；在哺乳期间，蛋白质的需要量不比怀孕期低，而

且对乳汁分泌的影响很大。人乳含蛋白质的量为1.1%～1.2%，如每日平均分泌820克的母乳，则从乳中排出的蛋白质为10克，体内合成这些蛋白质的效率约为80%，则应每日提供优质的蛋白质12.5克。许多观察证明，适宜的蛋白质有利于乳汁的正常分泌；而严重缺乏蛋白质时，则可影响乳汁内的蛋白质含量。因此，除满足母体自身的条件外，更需要额外补充20～30克优质的蛋白质，考虑到个人差异，营养学家建议每天给产妇增加25克蛋白质。

相关链接

膳食中蛋白质的来源

膳食中蛋白质主要来源有两种：一是动物性蛋白质，来自肉、鱼和蛋类等；二是植物性蛋白质，来自豆、谷、硬果类等。

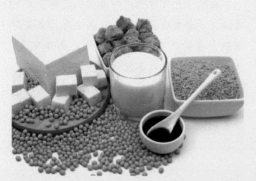

各种蛋白质的营养价值高低不同。动物和豆类蛋白质较其他植物蛋白质更接近人体

组织蛋白质构成，对于生长和修复组织起更重要的作用。所以，膳食中多以动物性蛋白质和豆类蛋白质为佳。

3.脂肪

脂肪与婴儿大脑发育有关，尤其对中枢神经系统的发育特别重要。人乳中脂肪含量变化较大，婴儿吮乳活动可使乳汁中脂肪含量增加。哺乳后，乳中脂肪量为哺乳前的3倍。膳食中脂肪量的高低可影响乳汁中脂肪的含量。应注意少摄入富含饱和脂肪酸的畜肉、禽肉，以免引起婴儿脂肪痢，而多采用植物油。

为了婴儿的大脑发育，应多摄入富含磷脂的豆类、蛋黄。产妇脂肪的供给量应能达到膳食总能量的20%～25%，并要考虑到必需脂肪酸的含量要适宜。

4.矿物质

（1）钙。产妇需要充足的钙质来补充本身及乳汁钙含量的需要。

乳汁中钙的含量一般是稳定的，初乳含钙量为48毫克/100毫升，过渡乳含钙量为46毫克/100毫升，而成熟乳含钙量为34毫克/100毫升。如果产妇食物中钙含量不足或不能有效吸收时，则将从产妇体内储备钙中吸收以保持乳汁中钙含量的稳定。这种情况延续下去，产妇可发生缺钙症状，表现为腰酸背痛、小腿抽筋，甚至发生骨质软化症。FAO/WHO建议产妇的钙供应量为每天1200毫克，但考虑到食物中钙的来源，动物性食物提供的钙源吸收率高，而植物性食物钙源吸收率低，因此，我国建议标准为2000毫克。

为达到这个供应量，需要考虑食物的数量和合适的来源：奶类的钙一般比植物性食物中的钙容易吸收，而钙的片剂和动物的骨粉可以作为钙的辅助来源。产妇如果摄入一定量的维生素D，或进行日光浴，则有利于钙的吸收与利用。

（2）铁。铁不能通过乳腺进入乳汁，所以乳汁中铁的含量极低。每100毫升奶中含铁约0.1毫克，根本不能满足婴儿的需要。6个月之内的婴儿因体内有足够的铁储存而较少发生缺铁性贫血，但是6个月之后，婴儿体内铁的储存慢慢耗尽，此时应注意补铁，应以食补为主。

食物中以动物肝脏含铁最丰富，其次为心脏、肾脏、瘦肉和蛋类，红糖含铁量也较多。

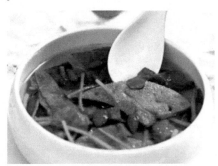

（3）碘。母乳中含碘量为4～9微克/100毫升，此浓度一般高于母体中血浆的浓度。

乳汁中碘浓度较高，母体对碘的摄入，可立即出现于母乳中。食物中海带、海藻、紫菜和海鱼含碘较多。

5.维生素

（1）维生素A。维生素A为胎儿生长和发育所必需的物质，并可增加人体对传染病的抵抗力。孕妇膳食中如缺乏维生素A，易发生死胎、胎儿发育不良、新生儿上呼吸道感染、孕妇夜盲、干眼症、皮肤过分干燥、乳头皲裂或产褥热。普通成人每日约需维生素A 800微克，孕妇需1000微克，产妇需1200微克。维生素A为脂溶性，脂肪或脂酸能增进维生素A的吸收。膳食中脂肪成分若低，就不能吸收全部维生素A，所以膳食中除应供应足量维生素A外，还应注意油脂的调配。富含维生素A的食物有鱼肝油、动物肝脏、奶油、蛋白、胡萝卜、红心白薯、油菜、菠菜、苜蓿菜等。

（2）维生素B_1。维生素B_1有促进生长、糖类新陈代谢的作用，并能促进食欲，帮助消化，保护神经系统和健全心脏功能。普通成人每日需要维生素B_1约1.5毫克。在哺乳期，母体除供给婴儿生长所需量以外，还要维持自身的食欲、肠道的蠕动及增高的新陈代谢，所以产妇每日摄取维生素B_1的量应增加：每日量约为2.1毫克。膳食中维生素B₁若不足，除影响乳汁的分泌外，产妇本身还容易发生便秘、恶心呕吐、多发性神经炎和脚气病。

（3）维生素B₂。维生素B₂也是促进生长和维持健康所必需的维生素。成人每日维生素B₂需1.5毫克，产妇需2.1毫克。维生素B₂不能储存于体内，因此每日膳食中都应含有足量的维生素B₂。膳食中若缺少维生素B₂，容易发生唇炎、口角炎和舌炎。食物中以酵母、豆类和苜蓿菜含维生素B₂较多。

（4）烟酸。烟酸与糖类和蛋白质代谢有关，并可维持肌肉和神经的健康，成人每日需要烟酸15毫克，产妇需要21毫克。烟酸不能大量储存于体内，因此膳食内应含足够量的烟酸。缺乏烟酸时，容易患癞皮病。

食物中以糙米、酵母、大麦米等含烟酸较多，菌类和肉类次之。

（5）维生素C。维生素C有促进生长、防止坏血病及增强身体对疾病抵抗力的功用。普通成人每日需要量为60毫克，产妇需要100毫克。维生素C不能在人体内大量储存，必须每日从膳食中摄取。

新鲜西红柿、橘、柑、大白菜、菠菜和豆芽等都是富含维生素C的食物。

（6）维生素D。维生素D与钙、磷的新陈代谢有关。如果缺乏维生素D，即使有足够的钙和磷也不能被很好地吸收，此时孕妇

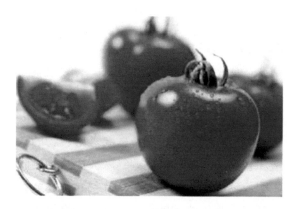

和产妇可发生软骨病、手足搐搦症，婴儿也容易发生佝偻病等。为避免以上情况发生，膳食中应有足够的维生素D。夏季孕妇如常晒太阳，裸露的皮肤与日光紫外线发生化学作用，即能产生维生素D，这种补充方法既有益又有效。维生素D大量摄入后，可以储存在体内，以备不时之需。产妇每日需要量为10～20微克。

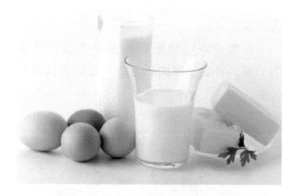

食物中以鱼肝油含维生素D最多，牛奶、蛋黄等次之。

（7）维生素K。维生素K是形成血浆内

凝血酶原的要素，有凝结血液的功用。一般膳食不缺乏维生素K，但初生婴儿血浆内凝血酶原含量较低。产妇在临产前服用维生素K可降低初生儿出血病和死亡率，并可预防产后出血。食物中以苜蓿、菠菜、白菜的维生素K含量较多。

对于乳量不足的产妇，除在哺乳期间服用必需的药物外，还应注重合理的饮食调养。这样不但可使乳汁清稀或泌乳量不足的产妇增加乳汁，而且还对产后年轻产妇的身体康复大有裨益。

6.水分

在产妇膳食和饮食中，需增加必要的水分。因为从乳汁中排出的水分在750毫升以上，若摄入水分不足，乳量则会减少。

所以，产妇除喝白开水外，还要多吃流食，多喝各种汤，如鱼汤、骨头汤、母鸡炖汤、猪蹄炖汤，或以蔬菜、水果混合煮的肉汁以及豆汤（甜味的）等，用大豆、花生、肉类做成的粥也是一种不错的选择。

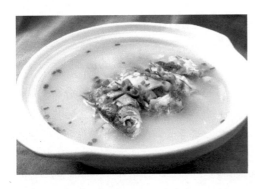

温馨提示

产妇的营养是乳汁分泌的物质基础，直接关系到乳汁分泌的质与量，为了保证乳汁质量，产妇要注意平衡膳食与合理的营养。

4.5 产妇配餐要求

母亲摄入营养是否充足直接关系到母乳含有的营养成分是否充足，母乳如果营养不足会直接影响婴儿生长发育。因此，母亲合理的膳食对自身和孩子均是非常重要的。

一般来说，产妇的配餐应达到以下要求。

1.种类齐全，不偏食

应该尽量做到食物种类齐全，不要偏食，数量要相应地增加，以保证能够摄入足够的营养素。这就是说，除了吃谷类食物等主食外，副食也应该多样化，一日以5～6餐为宜。

产妇膳食中的主食不能单一，更不能只吃精白米、面，应该粗细粮搭配。每天食用一定量的粗粮，并适当调配些杂粮，如燕麦、小米、赤小豆、绿豆等，这样做既可保证各种营养素的供给，还可使蛋白质起到互补作用，提高蛋白质的营养价值。

2.供给充足优质蛋白质

动物性食品如鸡蛋、禽肉类、鱼类等可

提供优质蛋白质，宜多食用。

产妇每天摄入的蛋白质应保证有1/3以上来自动物性食品；大豆类食品能提供质量较好的蛋白质和钙质，也应充分利用。

3. 多食含钙丰富食品

产妇对钙的需要量较大，需要特别注意补充。

（1）乳及乳制品（如牛奶、酸奶等）含钙量最高，并且易于吸收利用，每天应供给一定数量。

（2）小鱼、小虾含钙丰富，可以连骨带壳食用。

（3）深绿色蔬菜、豆类也可提供一定数量的钙。

（4）骨粉或奶类食物也可供给足够的钙。

4. 多摄入含铁高的食物

为了预防贫血，应多摄入含铁高的食物，如动物的肝脏、肉类、鱼类、某些蔬菜（如油菜、菠菜等）、大豆及其制品等。

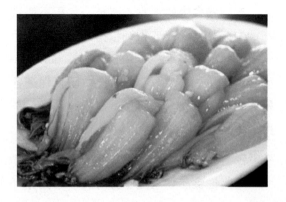

5. 摄入足够量的新鲜蔬菜、水果和海藻类

新鲜蔬菜和水果含有多种维生素、无机盐、纤维素、果胶、有机酸等成分，海藻类还可以供给适量的碘。这些食物可增加食欲，防止便秘，促进泌乳，是产妇每日膳食中不可缺少的食物，每天要保证供应500克以上。产妇还要多选用绿叶蔬菜。

 温馨提示

有的地区有孕妇产后禁吃蔬菜和水果的习惯，应予以纠正。

6. 注意烹调方法

动物性食品（如畜、禽、鱼类）的烹调方法以煮或烧为最好，少用油炸。需要经常供给一些汤汁以利泌乳，如鸡汤、鸭汤、鱼汤、肉汤，或以豆类及其制品和蔬菜制成的汤等，这样既可以增加营养，还可以补充水分，促进乳汁分泌。

相关链接

烹调对营养素的影响

无论采用哪种烹调方法加工食品，都会使食品中所含的营养素受到一定的损失。要尽量减少营养素的损失，并掌握加工后营养素发生的变化，了解烹调对营养素的影响。

1.蛋白质

食物受热时，食物中所含不同蛋白质在不同温度下凝结；温度继续升高，蛋白质发生收缩。如果烹调时间较长，还会破坏食品的外形（如炒蛋），引起某种维生素变质。所以，烹调适宜的蛋白质是最易消化的。

2.碳水化合物

淀粉如果没有煮熟，人体就很难消化，如未烤熟的面包或饼。在烹调时，淀粉颗粒膨胀、爆裂，才可被消化，这个过程称为淀粉胶状化。

3.脂肪

脂肪的营养价值不受烹调影响。在烹调过程中，当脂肪消化时，一定量的脂肪从食物中失去，如烤肉时会滴掉一些油。

4.维生素

维生素A和维生素D可耐烹调温度，在烹调过程中不会损失。

维生素B_1会因高温及使用小苏打而受到破坏，它可溶于水，在烹调中会损失。

维生素B_2不易因受热而被破坏，但强烈的阳光会使它分解。烹调及保温食物会失去维生素C。

维生素C也可溶于水，因此长时间浸泡和碰伤可失去维生素C。维生素C是不稳定的物质，在碱性条件下易受破坏，因此在加热青菜时绝不能加小苏打。

5.矿物质元素

水受热可能失去一些矿物质，因此可溶于水的矿物质，如盐在烹调过程中会损失，但不溶于水的钙或铁化合物则不会失去。铁可从铁炊具烹调的食物获得。食物中所含的钙不受烹调影响，所以用含高浓度矿物质的硬水烹调食物可以少量地提高食物中的钙含量。

7.高盐、辛辣食物应避免

（1）应避免摄入高盐和盐渍食品，少摄入刺激性大的食品（如某些香辛料），不摄入受污染食品。

（2）产妇尽量避免吸烟、饮酒、喝咖啡等。酒会抑制泌乳反射，减少乳汁分泌。

4.6 每日食物推荐

1.产妇每日食物构成推荐品种及数量

产妇每日食物构成推荐品种及数量，见下表。

产妇每日食物构成推荐品种及数量

食物构成	数量/克	推荐品种
谷类食品	400～500	大米、小米、玉米面、其他杂粮和薯类
蔬菜类	450～500	以黄瓜、茼蒿、生菜、西红柿、胡萝卜、花菜、萝卜等红、绿色为主
水果类	200	以橘子、苹果、香蕉、梨、西瓜、猕猴桃等时令水果为宜

续表

食物构成	数量/克	推荐品种
畜禽肉类	150～200	鸡肉、鹌鹑肉、鸭肉、牛肉、羊肉、猪精肉等
鱼虾类	50	鲫鱼、鲢鱼、带鱼、鲤鱼、对虾、河虾等
蛋类	150	鸡蛋、鸭蛋、鹌鹑蛋、鹅蛋，少吃咸蛋
奶类及奶制品	250～350	最好食用酸奶或鲜奶
豆类及豆制品	60	豆奶、豆腐、豆浆、豆芽等
油脂类	20	豆油、花生油、香油和少量动物脂肪

2.每日食谱举例

下面列举四种每日食谱，仅供参考。

每日食谱（一）

餐别	食谱
早餐	冲奶粉：全脂奶粉15克 红糖煮蛋：鸡蛋35克，红糖10克 炸油条：油条100克 炒萝卜丝：胡萝卜50克
加餐	清汤牛肉面：龙须面100克，牛肉25克，胡萝卜50克
午餐	饼：烙饼250克 萝卜焖羊肉：羊肉50克，白萝卜100克 烧白菜：大白菜100克 小米粥：小米50克

续表

餐别	食谱
加餐	红枣粥：大米50克，红枣20克，红糖20克 蛋糕：100克
晚餐	米饭：250克 生姜炒鸡肉：鸡肉100克，生姜25克 炒土豆丝：土豆150克 粉丝鸡汤：粉丝15克，鸡汤（适量）
加餐	排骨汤：猪排骨50克，胡萝卜50克，粉丝25克 炸油饼：油饼100克

每日食谱（二）

餐别	食谱
早餐	豆浆：鲜豆浆250毫升 红糖煮蛋：鸡蛋35克，红糖20克 炸油条：油条100克 豆芽拌粉丝：黄豆芽50克，粉丝25克
加餐	花生煲猪蹄：猪蹄25克，花生15克，粉丝50克 花卷：标准粉50克
午餐	馒头：标准粉250克 豆腐鲫鱼汤：鲫鱼50克，豆腐50克 炒土豆丝：土豆150克
加餐	甜粥：大米50克，红糖20克 饼干：50克 炒萝卜丝：胡萝卜100克
晚餐	米饭：大米250克 焖鸡块：鸡肉50克 炒油菜：油菜150克 香菇笋片汤：香菇15克，笋片20克
加餐	百合小米粥：小米50克，百合15克 桃酥：50克

每日食谱（三）

餐别	食谱
早餐	猪肝粥：大米50克，猪肝25克 煮蛋：鸡蛋35克 拌黄瓜：黄瓜50克，红糖10克
午餐	肉菜包：标准粉250克，猪肥瘦肉50克，小白菜150克，葱25克 小米粥：小米50克
加餐	牛奶：鲜牛奶250毫升，红糖10克 饼干：100克
晚餐	米饭：大米250克 赤小豆焖鲤鱼：鲤鱼50克，赤小豆25克 炒莴苣丝：莴苣100克 紫菜萝卜汤：紫菜（适量），粉丝25克，白萝卜50克
加餐	红枣粥：大米50克，红枣20克 钙奶饼干：50克

每日食谱（四）

餐别	食谱
早餐	牛奶蛋花：鲜牛奶250毫升，鸡蛋35克 蛋糕：50克 糖拌西红柿：西红柿100克，红糖15克
加餐	红枣粥：大米100克，红枣20克 饼干：100克
午餐	花卷：标准粉250克 芹菜炒肉丝：猪瘦肉50克，芹菜150克 紫菜粉丝鸡汤：紫菜（适量），粉丝20克，鸡汤（适量）
加餐	豆奶：200毫升 饼干：钙奶饼干100克

续表

餐别	食谱
晚餐	米饭：250克 豆腐煲猪脚：猪蹄50克，豆腐50克 炒生菜：生菜150克 海带虾米蛋汤：海带15克，虾米10克，鹌鹑蛋25克
加餐	金针银耳汤：金针菜15克，银耳15克 桃酥：100克

4.7 催乳滋补品选用

产妇产后身体虚弱，食用一些营养丰富的滋补品既可保养身体，又可以催乳，可谓一举两得。

下面介绍几种催乳滋补品。

1.红糖

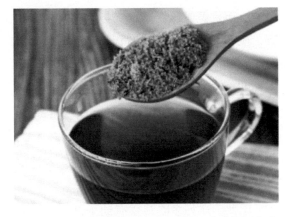

红糖指未经精炼的粗制糖。红糖中除含糖分供给热能外，还含有丰富的钾、钙、镁、

铁、锰、锌、铜和硒等人体必需的无机盐。红糖所含的钾、钙、镁、铁和锌也比白糖高许多倍，适合产妇食用。

2. 鸡蛋

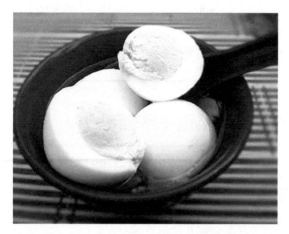

鸡蛋的营养价值很高，含蛋白质丰富且利用率高，蛋清中不但含有人体所需要的氨基酸，而且氨基酸组成模式与人体需要很相近，生物学价值达到95%以上。鸡蛋中的蛋白质几乎能被人体完全吸收利用，是食物中最理想的优质蛋白质。鸡蛋中还含有脂肪，极易被人体消化吸收，富含卵磷脂、卵黄素、钙、铁及维生素A、维生素B、维生素D等，并且卵磷脂和卵黄素在维护神经系统的健康中发挥重要作用。

因此，产妇多吃鸡蛋有助于体力的恢复和婴儿的生长发育，但是要注意适量而不要过多。

3. 小米

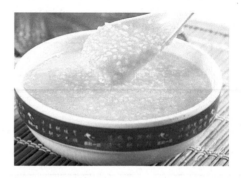

小米中所含的钙、镁、铁、维生素B_1和维生素B_2等要比大米高出一倍至数倍，纤维素含量也高出两倍以上，因此，产妇适量进食小米粥有助于恢复体力。

4. 芝麻

芝麻富含蛋白质、脂肪、钙、镁、铁、

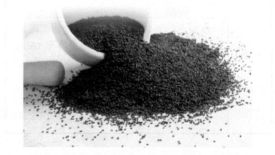

锌、维生素E、维生素B$_1$和维生素B$_2$等营养素及膳食纤维，黑芝麻又明显高于白芝麻。

在制作产妇食品时，食用适量的芝麻可改善和提高膳食的营养质量。

5. 花生

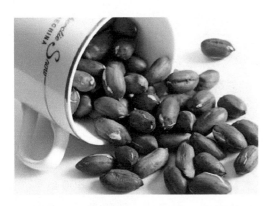

花生可用于脾虚反胃、水肿、妇女白带、贫血及各种出血症及肺燥咳嗽、干咳久咳、产后催乳等病症。花生所含的钙、铁对儿童、孕妇和产妇非常有益。

花生衣具有抗纤维蛋白溶解、增加血小板含量并改善其功能、加强毛细血管的收缩、改善凝血因子缺陷等作用。其中含有少量的纤维素，具有良好止血作用，能加速血肿消退，因此可用于内外各种出血症，包括血友病、血小板减少性紫癜、功能性子宫出血等。

4.8 催乳蔬菜选用

妇女产后乳少，人们首先想到的是吃猪蹄、鲤鱼、鲫鱼，殊不知不少蔬菜也同样有良好的催乳作用，如与荤菜一起烹制，效果更佳。

下面介绍几种催乳蔬菜。

1. 金针菜

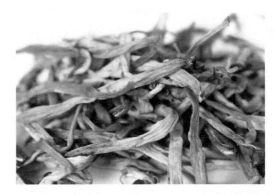

金针菜又叫萱草花，另有黄花菜等别称，是萱草上花蕾部分。它是一种多年生宿根野生草本植物，根呈块状，喜欢生长在背阳潮湿的地方。金针菜营养成分十分丰富，每100克干品含蛋白质14.1克，这几乎与动物肉相近。此外，还含有大量的维生素B$_1$、维生素B$_2$等。

由于金针菜营养丰富，故有较高的食疗价值，有利湿热、宽胸、利尿、止血、下乳的功效。治疗产后乳汁不下，用金针菜炖瘦猪肉食用，极有功效。

2. 茭白

茭白作为蔬菜食用，口感甘美，鲜嫩爽口，不仅好吃，营养丰富，而且含有碳水化

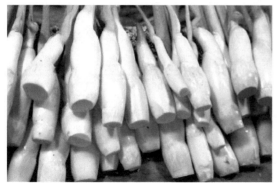

合物、蛋白质、维生素B₁、维生素B₂、维生素C及多种矿物质。茭白性味甘冷，有解热毒、防烦渴、利二便和催乳功效。现今多用茭白、猪蹄、通草（或山海螺），同煮食用，有较好的催乳作用。

3. 莴笋

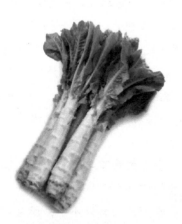

莴笋分叶用和茎用两种，叶用莴笋又名生菜，茎用莴笋则称莴笋，都具有各种丰富的营养素。因此，食用莴笋时，最好不要将叶子弃而不食。

莴笋性味苦寒，有通乳功效，产妇乳少时可用莴笋烧猪蹄食用，不仅减少油腻，清香可口，比单用猪蹄催乳效果更佳。

4. 豌豆

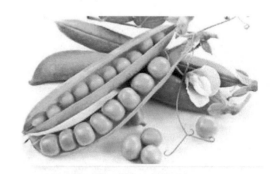

豌豆又称青小豆，其性味甘平，含磷十分丰富，每100克豌豆约含磷400毫克。豌豆有利小便、生津液、解疮毒、止泻痢、通乳功效。

青豌豆煮熟淡食或用豌豆苗捣烂榨汁用，皆可通乳。

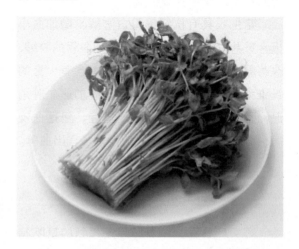

5.豆腐

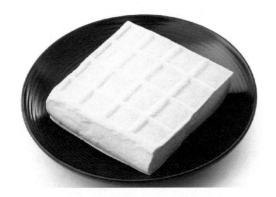

豆腐有益气和中，生津润燥，清热解毒的功效，也是一种催乳食物。以豆腐、红糖、酒酿加水煮，可以生乳。

相关链接

哺乳期饮食注意事项

产妇在哺乳期间，为了自身及婴儿的健康，应避免摄取某些会影响乳汁分泌的食物或个人的一些特殊嗜好，以免破坏良好的哺喂效果。注意以下饮食。

1.会抑制乳汁分泌的食物

如韭菜、麦芽水、人参、牛肉等食物。

2.刺激性的食物

产后饮食宜清淡，不要食用刺激性的食品，包括辛辣的调味料、辣椒、酒、咖啡及香烟等。

（1）酒。一般而言，少量的酒可促进乳汁分泌，对婴儿也无影响；过量时，则会抑

制乳汁分泌，也会影响子宫收缩，因此，应酌量少饮或不饮。

（2）咖啡。会使人体的中枢神经兴奋。1杯150毫升的咖啡，即含有100毫升的咖啡因，正常人每天最好不要超过3杯。虽无证据表明它对婴儿有害，但对哺乳的产妇来说，应有所节制地饮用或停饮。

（3）太过刺激的调味料。如辣椒等物，哺乳产妇应加以节制。

3.油炸食物、脂肪高的食物

这类食物不易消化，且热量偏高，应酌量摄取。

4.香烟和烟草

如果哺乳产妇在喂奶期间吸烟，尼古丁会很快出现在乳汁当中被婴儿吸收。研究显示，尼古丁对婴儿的呼吸道有不良影响，因此，哺乳产妇最好戒烟，并避免吸入二手烟。

5.药物

对哺乳产妇来说，虽然大部分药物在一般剂量下都不会让婴儿受到影响，但仍建议哺乳产妇在自行服药前，要主动告诉医生自己正在哺乳的情况，以便医生开出适合服用的药物，并选择持续时间较短的药物，以达到乳汁的药量最少。

另外，产妇如果在喂了婴儿母乳后服药，应在乳汁内药的浓度达到最低时再喂婴儿，这样婴儿才会更加安全。

6.过敏的情况

有时婴儿会有一些过敏的情况发生，产

妇应多观察婴儿皮肤上是否出现红疹，并评估自己的饮食，以作为早期发现、早期治疗的参考。因此，产妇喂母乳时，应避免吃任何可能会造成婴儿过敏的食物。

4.9 催乳中药选用

1.漏芦

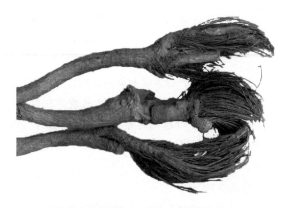

漏芦有清热解毒、消痛散结、通经下乳的功效。

《神农本草经》认为其"主皮肤，恶疮疽痔，湿痹、下乳汁"。常用于乳汁不下、乳房胀痛、肿痛，经行不畅，皆有良好的效果。

温馨提示

乳汁不下、乳房胀痛可与王不留行配伍应用。

2.桑寄生

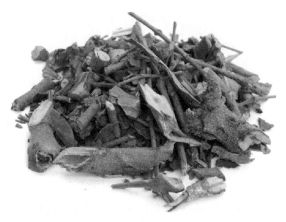

桑寄生有祛风湿、益肝肾、安胎的功效。常用于治疗风湿痹痛、腰膝酸痛、胎漏下血、胎动不安，有很好的效果。

用于产后乳汁少、乳汁不畅或乳房胀痛，可与路路通、丝瓜络配伍应用。

3.玉米须

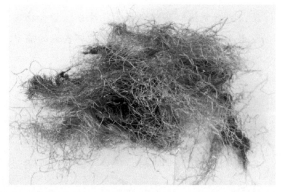

应当食用成熟的玉米须，秋后剥取玉米时可获得。民间喜用其治疗肾炎、水肿，有

利水消肿、利湿退黄的功效。

《滇南本草》认为其"宽肠下气,治妇人乳结、乳汁不通、红肿疼痛,怕冷发热,头痛体困"。常用量30～60克,水煎服。乳汁少、乳汁不畅,可与猪蹄炖服,1日2次。

4.通草

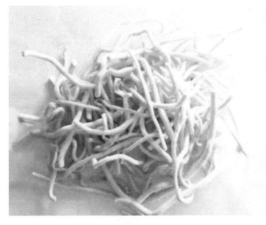

通草为常用中药之一,有清热利湿、通气下乳之效。

《滇南本草》认为通草能"明目退热、催生、下胞、下乳"。本品有利尿及促进乳汁分泌的作用。常用于湿热引起的小便不利,对产后乳汁不畅或乳汁不下有奇效,常与王不留行配伍煎服。

5.王不留行

王不留行有治血通经、下乳消痈、利尿通淋的功效,被誉为妇科通乳良药。

《本草纲目》载:王不留行能走血分,乃

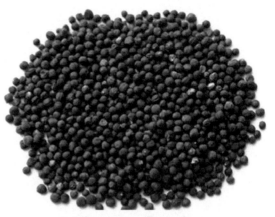

阳明冲任之药,俗有"穿山甲、王不留,妇人服了乳长流"的谚语,是民间常用的通乳要药之一。产后气血亏虚、乳汁稀少者,则配黄芪、当归。

王不留行还能补气血以增加乳汁,对乳汁不畅引起的乳腺炎也有很好的治疗效果。

6.路路通

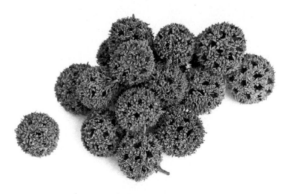

路路通有祛风通络、利水、下乳的功效。用于乳汁不通、乳房胀痛,常与王不留行、漏芦等配伍应用,通乳效果极佳。

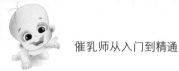
7.丝瓜络

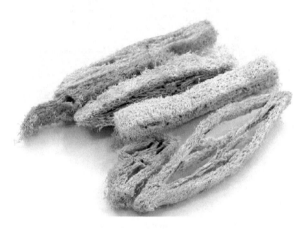

丝瓜络别名丝瓜网、丝瓜壳、瓜络、丝瓜筋等，就是在丝瓜成熟发黄干枯后摘下，除去外皮及果肉、种子，洗净晒干，即为丝瓜络。

丝瓜络多呈长棱形或长圆筒形，为丝状交织而成。丝瓜络味甘、性寒，有通行经络和凉血解毒的作用，可治气血阻滞、经络不通等症。如果出现乳腺炎症，乳房时有包块，乳汁分泌不畅，建议将丝瓜络放在高汤内炖煮，可以起到通调乳房气血、催乳和开胃化痰的功效。

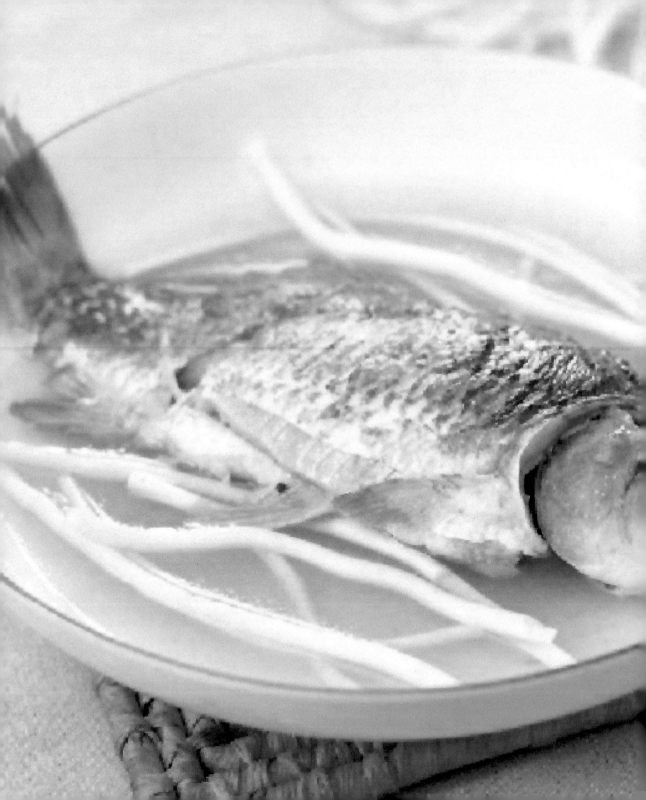

第 **5** 章

催乳饮食制作

5.1 如何做出美味靓汤

制汤又称"吊汤""煲汤"，就是将蛋白质与脂肪含量丰富的鸡、猪肘、棒骨等，放在锅中加热的一种热处理方法。一般家庭做汤的原料是猪骨、牛羊骨或者蹄爪之类。怎样烧制汤才能鲜香可口呢？

（1）制汤的骨头类原料要在冷水时下锅。

（2）小火慢煲，中途不能敞开锅盖，也不能中途加水，否则影响汤的口感。因为正加热的肉类遇冷收缩，蛋白质不易溶解，汤便失去了原有的鲜香味。

（3）用鸡、鸭、排骨等肉类煲汤时，先将肉在开水中汆一下，这个过程就叫作"出水"或"飞水"，不仅可以除去血水，还可以去除一部分脂肪，避免过于肥腻。

（4）煲汤时，火不要过大，火力以保持汤沸腾为准。如果让汤汁大滚大沸，肉中的蛋白质质分子就会被破坏。

（5）要使汤清，必须用文火烧，加热时间宁可长一些，使汤呈沸而不腾的状态，并注意撇尽汤面上的浮沫、浮油。

（6）煲汤时忌过多地放入葱、姜、料酒等调料，以免影响汤汁本身的原汁原味。

（7）忌过早放盐。因为早放盐能使肉中的蛋白质凝固不易溶解，让汤色发暗，浓度不够，外观不美。

（8）煲鱼汤时，先用油把鱼两面煎一下，鱼皮定结就不易碎烂了，而且还不会有腥味。

（9）煲鱼汤时，向锅里滴几滴鲜牛奶，汤熟后不仅鱼肉嫩白，而且鱼汤更加鲜香。

（10）汤中的营养物质主要是氨基酸类，加热时间过长，会产生新的物质，营养反而被破坏。一般鱼汤煲1小时左右，鸡汤、排骨汤煲3小时左右，所以并非煲的时间越久越好。

5.2 如何煲出色泽澄清的汤水

菜讲究色、香、味，而汤同样有这方面要求，那么，如何令煲出来的汤色泽澄清呢？

1.冷水下锅，小火慢煲

因为冷水下锅，肉中蛋白质和脂肪容易溶解在汤中，使汤味更鲜美。如果待锅内水沸腾时下锅，就会使原材料表皮快速收缩，内部物质不能排除，影响味道。

2.掌握好火候

煲清汤时，要大火煲滚，小火煲成。原

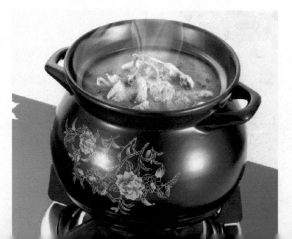

料下锅后，需大火快速煮沸，然后再小火慢煲，撇去浮沫即可。

5.3 催乳汤的煲制

1.赤豆鲤鱼汤

 材料：

鲤鱼1条（重约500克），赤小豆50克。

做法：

（1）将鲤鱼去鳞、鳃及内脏，清洗干净，切成三四块；

（2）将赤小豆淘洗干净，浸泡2小时；

（3）将泡涨的赤小豆用清水煮至七成熟，加入鲤鱼块，用文火煮至烂熟，不加调料，食肉饮汤。

功效：

产前安胎消肿，产后通乳下奶，主要用于产后乳少症。

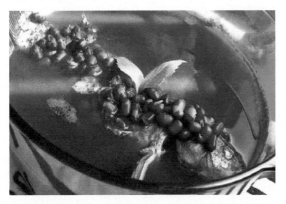

2.甜醋猪蹄姜汤

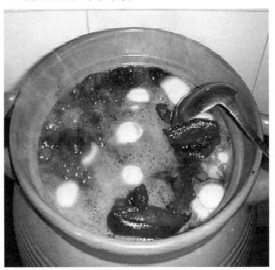

材料：

猪蹄1个（斩件），冰糖一小块，生姜250克，甜醋适量。

 做法：

（1）将猪蹄去毛后斩件，用滚水煮5分钟；

（2）将生姜刮皮、拍裂，连同猪蹄放入瓦煲中，加醋；

（3）煮滚后，改用文火煲2小时，下冰糖调味即成。

功效：

产后血虚、食欲减退、手脚冻，用生姜、甜醋煲猪蹄汤饮用，可增进食欲，兼能健胃散寒、温经补血，是产妇最佳滋补汤水。

3. 丝瓜猪蹄汤

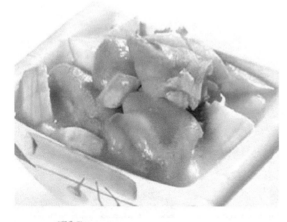

<blockquote>材料：</blockquote>

嫩丝瓜100克，猪蹄1个，红枣10克，当归10克，生姜10克，花生油20克，盐8克，胡椒粉少许，绍酒3克。

<blockquote>做法：</blockquote>

（1）将红枣洗净，生姜、当归切片，嫩丝瓜去皮、籽，切条，猪蹄烧尽毛，刮干净后斩成块；

（2）锅内烧水，待水开后投入猪蹄，用中火煮15分钟，约八成熟时捞起；

（3）烧锅下油，放入姜片炒香，加入猪蹄、红枣、当归，注入适量清汤，烧开，再下入丝瓜，调入盐、胡椒粉，煮5分钟即可。

<blockquote>功效：</blockquote>

养血、通络、下乳，适用于产后体质虚弱、乳汁不足者。

4. 猪蹄炖花生仁汤

<blockquote>材料：</blockquote>

猪蹄2个，生花生仁200克，盐、葱、姜、黄酒适量。

<blockquote>做法：</blockquote>

（1）将猪蹄浸泡后刮洗干净，对剖后剁成块（3厘米见方）；

（2）将花生仁用温水浸泡后去皮；

（3）将葱切末、姜切块；

（4）将炒锅置于旺火上，倒入清水（2500毫升），放入猪蹄，烧沸，撇净浮沫，放入花生仁、姜块；

（5）猪蹄半熟时，改用小火，放入精盐继续煨炖；

（6）猪蹄炖烂后，起锅盛入汤碗，撒上胡椒粉、味精、葱末即可。

<blockquote>功效：</blockquote>

可通乳、下乳。

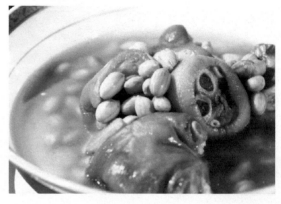

5.栗子冬菇焖鸽汤

材料：

鲜乳鸽1只，栗子150克，冬菇5～6个，姜1片，干葱1段，磨豉酱1茶匙，调料（姜汁、酒各1茶匙，盐小半茶匙，胡椒粉少许，上汤或水1杯多些，生抽大半汤匙，糖半茶匙，麻油、胡椒粉少许）适量。

做法：

放水适量同煮。烧沸后加生抽、盐等调料，用小火煮30分钟。

功效：

有通利行乳、散结止痛、清热除淤的作用，能促进乳汁通利，防止乳腺炎发生。

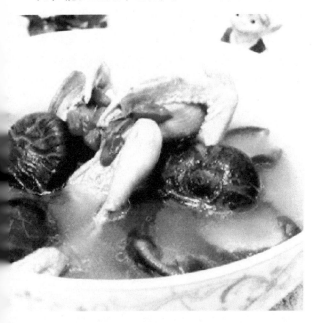

6.木瓜炖牛奶汤

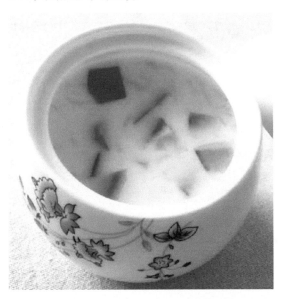

材料：

木瓜250克，牛奶1杯，冰糖1小块。

做法：

（1）将木瓜去皮，切小块；

（2）把切块的木瓜放进炖盅里，放一小块冰糖（根据产妇平时的喜好掌握加糖的分量）；

（3）盖上盖子，把炖盅放进锅里大火炖30分钟；

（4）把牛奶倒进炖盅里，盖过木瓜即可，盖上盖子，小火炖开即可。

功效：

能促进乳腺发育，促进乳汁分泌。

7.木瓜炖鱼头汤

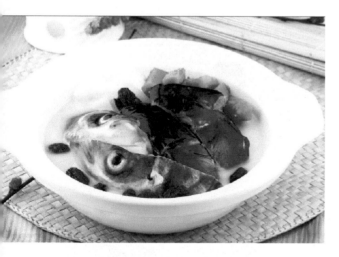

> 材料：

鱼头约250克，青木瓜1个，料酒、姜丝、红枣、枸杞、龙眼干少许。

> 做法：

（1）油锅烧热，爆姜丝，然后将鱼头过油，去掉鱼的腥味；

（2）把过了油的鱼头放进砂锅，再加入木瓜、红枣、龙眼干、枸杞，先用大火煮沸，加少许料酒，再用文火炖1小时。

> 功效：

可下乳、催乳。

8.木瓜鱼尾汤

> 材料：

木瓜750克，鲩鱼尾600克，盐1茶匙，生姜3片，油1汤匙。

> 做法：

（1）将木瓜去核、去皮、切块；

（2）起油锅，放入姜片，煎香鲩鱼尾；

（3）将木瓜放入煲内，用8碗水煲滚，再舀起2碗滚水倒入锅中，与已煎香的鲩鱼尾同煮片刻，再将鲩鱼尾连汤倒回煲内，用文火煲1小时，下盐调味，即可饮用。

> 功效：

产后体虚力弱，如果调理失当，就会食欲不振、乳汁不足。要滋补益气，最好饮木瓜鱼尾汤，因为鲩鱼尾能补脾益气，配以木瓜煲汤，则有通乳健胃的功效，最适合产后饮用。

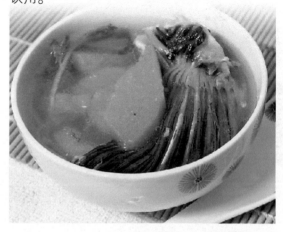

9. 木瓜鲫鱼汤

材料：

鲫鱼1尾，木瓜100克，葱、盐、黄酒等调味料适量。

做法：

（1）木瓜去籽削皮切块，洗净鲫鱼并控干水，用油煎透煎黄；

（2）锅里放水，放入煎好的鲫鱼，加入姜、食盐、料酒，煮沸后倒入木瓜一起煲，看到汤变得乳白浓稠后再加入少许葱花即可。

功效：

促进乳汁分泌。

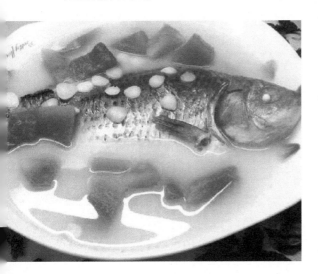

10. 丝瓜鲫鱼汤

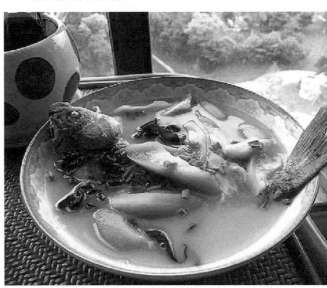

材料：

活鲫鱼500克，丝瓜200克，黄酒、姜、葱等适量。

做法：

（1）将活鲫鱼洗净、背上剖十字花刀；

（2）两面略煎后，烹黄酒，加清水、姜、葱等，小火焖炖20分钟；

（3）将丝瓜洗净切片，投入鱼汤，旺火煮至汤呈乳白色后加盐，3分钟后即可起锅。

功效：

该汤具益气健脾、清热解毒、通调乳汁的功效。如果根据口味和习惯，将丝瓜换成豆芽或通草，效果差不多。

11. 砂锅鲫鱼汤

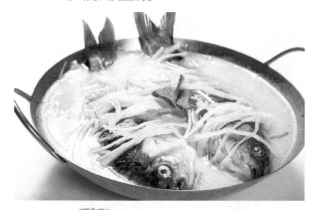

材料：

鲜鲫鱼2尾（约600克），猪肥膘肉30克，粉条30克，香菜、盐、料酒、醋、白糖、姜、味精各适量。

做法：

（1）将鲫鱼刮鳞去鳃，取出内脏，洗净，在鱼身两侧斜切成十字花刀，放入沸水锅内烫一下，捞出，控干水；

（2）将猪肥膘肉洗净，切成小丁，香菜择洗净，切成末，粉条用温水泡软，葱去皮洗净，切成丝，姜洗净，切丝；

（3）洗净砂锅，放入鲫鱼、肥肉丁、粉条，添汤，加盐、料酒、醋、白糖、姜丝，盖上盖，将锅置于火上，烧开后撇去浮沫，改用小火炖30分钟，加味精即成。

功效：

该汤具益气健脾、通调乳汁的功效。

12. 鲫鱼奶汤

材料：

鲫鱼1尾，牛奶50毫升，葱、盐、黄酒等调味料适量。

做法：

将鲫鱼去磷及内脏后，洗净，下油锅略煎，再加葱、盐、黄酒、水适量共炖，汤至乳白色将好时，放入牛奶，煮开即可。

功效：

补益气血，健脾开胃，促进乳汁分泌。

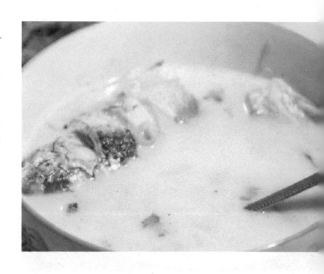

13. 冬瓜鲫鱼汤

材料：

鲫鱼1～2尾，冬瓜、葱、姜、盐少许。

做法：

（1）清洗鲫鱼，将葱、姜改刀、冬瓜切小片；

（2）鱼下冷水锅，大火烧开，加葱、姜后改小火慢炖；

（3）当汤汁颜色呈奶白色时下入冬瓜，并调味，稍煮即可。

功效：

补气血、通乳汁。

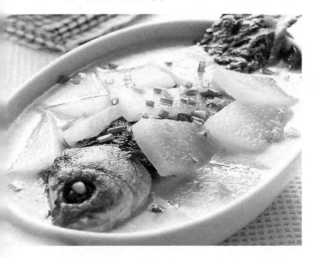

14. 豆腐鲫鱼汤

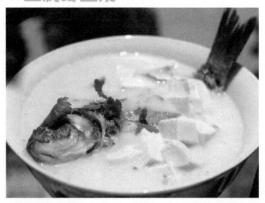

材料：

鲫鱼1尾（约150克），豆腐50克，葱、姜末各5克，香菜10克，油1汤匙（10毫升），盐1茶匙（5克），醋1茶匙（5毫升）。

做法：

（1）鲫鱼除去内脏，清洗干净，如果鲫鱼较大，可将鱼切成4厘米长的段，豆腐切成1厘米小丁，香菜切小段。

（2）中火加热锅中的油，将鱼放入锅中煎2分钟，加入葱、姜末煸一下，随后加入800毫升水，水开后，加入醋，再转小火煮制10分钟；

（3）将豆腐丁放入锅中，再煮10分钟，至汤色转白后，调入盐，将汤盛入大碗中，上面撒上香菜段，即可。

功效：

豆腐营养丰富，含有钙、铁、磷等微量元素，具有补中益气的功效，鲫鱼含有的蛋白质非常丰富，具有益气健脾、解毒通乳的功效。鲫鱼豆腐汤，不仅口感美味，还具有很好的催乳下奶作用，非常适合产后的女性食用。

15. 豆芽排骨汤

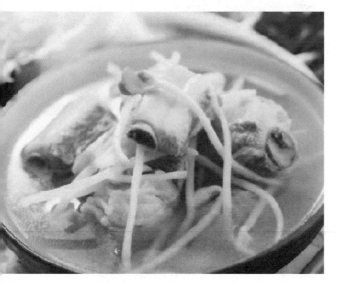

材料：

猪排骨500克，鲜黄豆芽200克，葱、姜各适量，料酒50克，盐、味精各适量。

做法：

（1）将猪排骨切成段，放入沸水中焯水，用清水洗净，放入炒锅或煲内，放清水300克；

（2）投入料酒、葱段、姜块，用旺火烧沸，改用小火炖1小时，投入黄豆芽，用旺火煮沸，改用小火熬15分钟，放入适量盐、味精，拣出葱、姜即可。

功效：

具有催乳作用。

16. 乌鸡白凤菇汤

材料：

乌鸡1只（约1000克），白凤菇50克，盐、黄酒、葱段、姜片、食用油适量。

做法：

（1）将乌鸡洗净待用，将水放入锅内煮沸，将乌鸡、姜片、葱段放入锅内，加入黄酒；

（2）用小火煮至肉烂，放入白凤菇，再煮2～3分钟，即可食用。

功效：

生精养血，增乳的功效极佳。

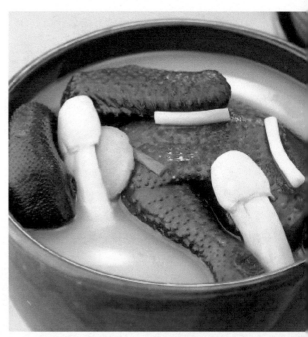

17. 虾仁馄饨汤

材料：

新鲜虾仁50克，猪肉50克，胡萝卜15克，葱20克，姜10克，馄饨皮8～10个。

做法：

（1）将新鲜虾仁、猪肉、胡萝卜、葱、姜放在一起剁碎，加入调料拌匀；

（2）把做成的馅料分成8～10份，包入馄饨皮中，再放在沸水中烫熟；

（3）锅里加高汤煮开，放入已烫熟的馄饨，再加香菜、葱末、胡椒、麻油等调味料。

功效：

虾仁性温味咸，富含蛋白质、脂肪及各种维生素，对产后血虚、乳汁缺乏很有帮助。

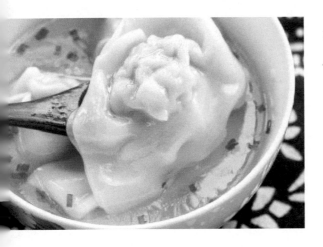

18. 酒酿蛋花汤

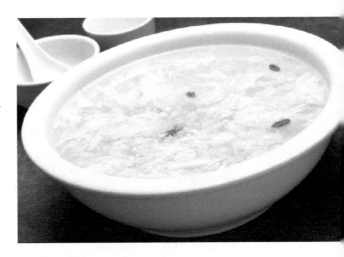

材料：

适量酒酿，鸡蛋1个，枸杞适量。

做法：

将酒酿加水煮开，再打入鸡蛋，煮成蛋花状，撒入枸杞即可，趁热服用。

功效：

益气生津，活血止血，促进泌乳。

5.4 中药催乳汤的煲制

1. 通草鲫鱼催乳汤

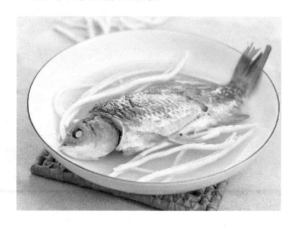

材料：

通草6克，活鲫鱼1尾。

做法：

（1）把鲫鱼洗净、去鳞、去内脏；

（2）加入通草一同煮成鲫鱼汤。

功效：

鲫鱼具有利水、通乳的功效，通草可通气下乳，搭配在一起煮汤不仅可以提高催乳效果，还利于产妇身体复原。

 温馨提示

食用时吃鱼喝汤，每天喝2次，连喝3～5天，汤宜淡一些。

2. 通草猪蹄催乳汤

材料：

新鲜猪蹄1个，通草3克，花生仁15克。

做法：

（1）先把猪蹄洗净，刮干净皮毛，与通草、花生仁一同放在砂锅里，加1.5千克清水煮成汤；

（2）先用急火，水开后改成慢火，煮1～2个小时。每天喝2次，连续喝3～5天。

功效：

猪蹄里含有丰富的蛋白质、脂肪，具有较强的补血活血作用，通草可以利水通乳汁，搭配在一起食用不仅通乳效果好，还可促进产妇尽快康复。

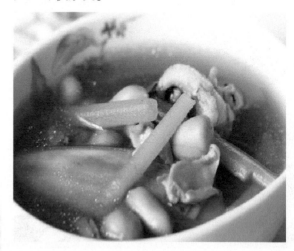

3.黄芪猪肝汤

材料：

猪肝500克（切片洗净），黄芪60克。

做法：

（1）猪肝、黄芪洗净，放入砂锅，水适量同煮；

（2）烧沸后加黄酒、盐等调料，用小火煮30分钟。

功效：

适宜气血不足的少乳者。

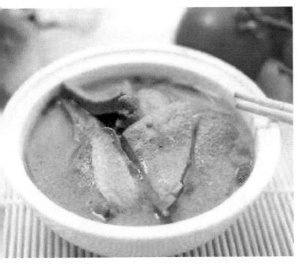

4.木瓜花生大枣汤

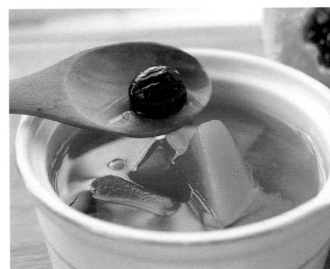

材料：

木瓜750克，花生150克，大枣5粒，冰糖少许。

做法：

（1）将木瓜去皮、去核、切块；

（2）将木瓜、花生、大枣和8碗水放入煲内，放入冰糖，待水沸腾后改用文火煲2小时即可饮用。

功效：

部分妇女产后因乳汁不足，在喂哺婴儿时会产生缺乳汁问题。产妇要增加乳汁，可煲木瓜花生大枣汤饮用，对增加乳汁有显著效用。

5.黄芪炖鸡汤

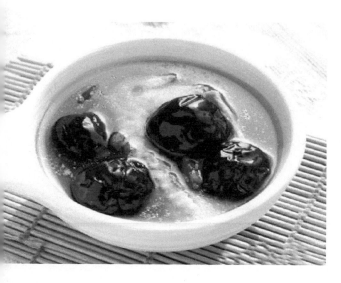

材料：

黄芪50克，枸杞15克，大枣10个，鸡1只（1千克左右），生姜2片，食盐、米酒各适量。

做法：

将黄芪、枸杞、姜片放入滤袋内，把鸡洗净、切块，与大枣一起放锅内，加入清水，小火焖1小时后加食盐、米酒即可食用。

功效：

黄芪可补气健脾，益肺止汗，常用于治疗产后乳汁缺少，需要注意的是，该汤宜在产后5～7日后食用。

6.猪蹄桑寄生通乳汤

材料：

猪蹄2个，桑寄生12克，王不留行9克，生姜、胡椒、葱头、味精、食盐各适量。

做法：

将猪蹄、桑寄生、环留行共同放砂锅内，加清水适量，炖至猪蹄熟烂，加生姜等调味即成。

功效：

主治乳汁不下。

温馨提示

吃肉饮汤，每日1次，连食7日。

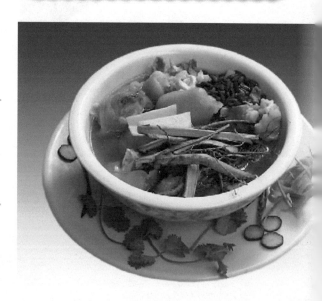

7.莲子猪肚汤

材料：

猪肚1个，去芯莲子10克，花生油适量，盐、姜丝、鸡精各少许。

做法：

（1）将姜去除外皮，用清水洗净，切成丝；

（2）将莲子煮熟，装入洗净的猪肚内，用线缝合开口，放入锅中隔水蒸至肚熟，取出晾凉；

（3）将猪肚切块，用花生油加姜丝煸炒，最后加盐和鸡精调味即可。

功效：

具有健脾益胃、补虚益气的功效。

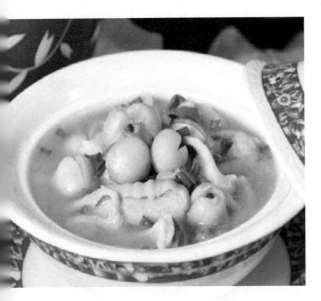

8.黄花通草猪肝汤

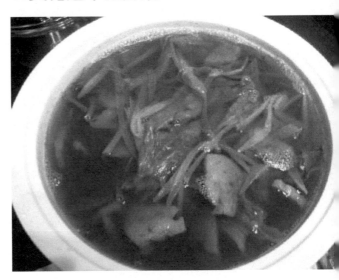

材料：

黄花菜30克，花生米30克，通草6克，猪肝200克。

做法：

将黄花菜30克、通草6克加水煮汤，去渣取汁，放入花生米、猪肝煲汤。以花生米熟烂为度。

功效：

可治乳量少、乳房柔软，通络生乳。

🥄 温馨提示

吃猪肝、花生米，饮汤，每日1剂，连服3天。

9. 母鸡炖山药汤

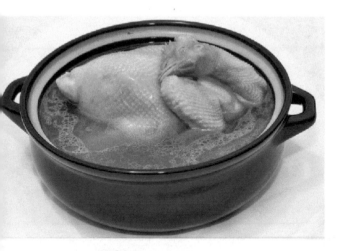

材料：

母鸡1只，洗净，黄芪30克，党参15克，山药15克，枸杞15克。

做法：

将整只母鸡洗净，将黄芪、党参、山药、红枣置入鸡肚，在药上浇黄酒50克，隔水蒸熟，1～2天内吃完。

功效：

可用于脾胃虚弱少乳者。

10. 王不留行炖猪蹄汤

材料：

猪蹄3～4个，王不留行12克，调味料少许。

做法：

（1）猪蹄去毛洗净，剁块加清水稍煮；

（2）煮沸后水与血沫全部弃去，洗净猪蹄，加清水、姜、米酒、盐少许，炖半小时；

（3）加入王不留行与少许当归一同炖煮至猪蹄酥烂。

功效：

适用于缺乳少乳者。

温馨提示

王不留行与当归可以不吃，烹饪时候可以用纱布包裹，煮完汤取出扔掉。

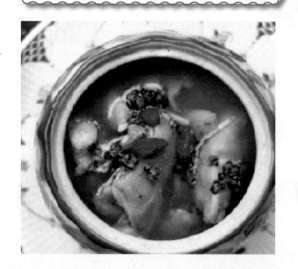

11.清炖乌骨鸡汤

材料：

乌骨鸡肉1000克，党参15克，黄芪25克，枸杞15克。

做法：

将乌骨鸡去血水，切块，放入砂锅内，放入药材，小火炖2小时。

功效：

可治产后虚弱，乳汁不足。

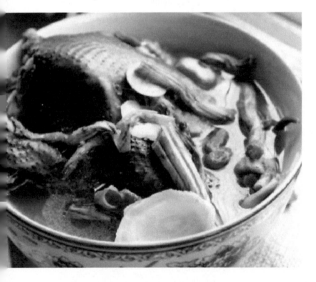

12.清淡肘子汤

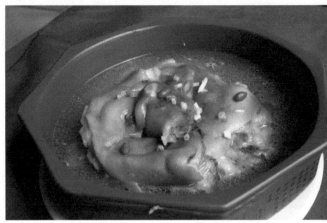

材料：

猪肘子1个，当归、王不留行各8克。

做法：

将猪肘子洗净，整体入锅，放入药材，比例为100：2：2，小火炖至烂熟。

功效：

可生乳、下乳。

13.归芪鲫鱼汤

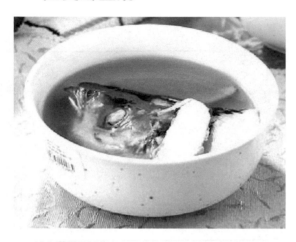

材料：

鲫鱼1尾（约250克），当归10克，黄芪15克。

做法：

将鲫鱼洗净，去内脏和鱼鳞，与当归、黄芪同煮至熟即可。

功效：

鲤鱼性平，味甘，下气通乳；当归性温，味甘、辛、苦，有补血、活血之功；黄芪味甘，性温，具有补气助阳之功。

💡 温馨提示

饮汤食鱼，每日服1剂，连服3剂，通乳效果明显。

5.5 催乳粥的制作

1.虾米粥

材料：

虾米30克，粳米100克。

做法：

将粳米加水煮粥，粥煮至半熟时，加入洗净的虾米，米汤稠时即可食用。

功效：

补肾壮阳，益精通乳，产后产妇乳汁分泌不足者宜经常食用。

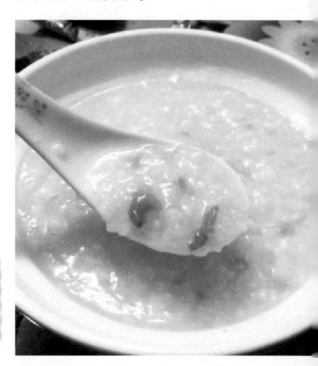

2.黑芝麻粥

材料：

黑芝麻30克，粳米100克。

做法：

先将黑芝麻炒熟捣碎，粳米洗净，加水适量煮成粥。

功效：

适用于产后乳汁不足，补肝肾。

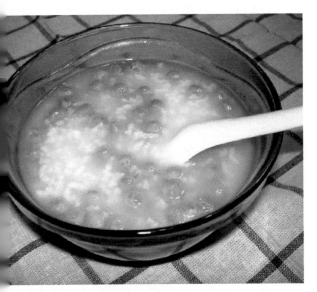

3.豌豆粥

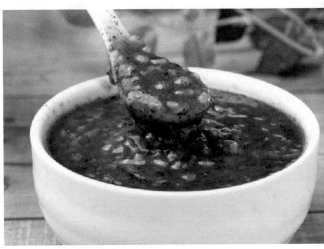

材料：

豌豆50克，粳米100克。

做法：

先煮粳米，待水沸腾时，加入豌豆续煮至熟。

功效：

适于下乳，对产后乳少者适用。

4.通草花生粥

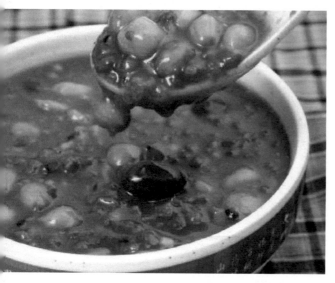

材料：

花生米30克，通草8克，王不留行12克，粳米50克，红糖适量。

做法：

先将通草、王不留行煎煮，去渣留汁，再将药汁、花生米、粳米一同入锅，加水熬煮，待花生米、粳米煮烂后，加入红糖即可食用。

功效：

通草性味甘淡凉，入肺胃经，能泻肺、利小便、下乳汁。王不留行是石竹科植物麦蓝菜的种子，性味苦平，两药合用治疗乳汁不足，疗效更佳。

5.红枣桂圆枸杞粥

材料：

桂圆肉15克，枸杞10克，红枣4粒，红糖10克，粳米100克，水1000毫升。

做法：

（1）将桂圆肉和红枣、枸杞、米都洗净，放入砂锅中，加适量的水；

（2）大火烧开转小火焖煮，至米变软糯发黏即可。

功效：

适用于体质虚弱、产后虚弱者。

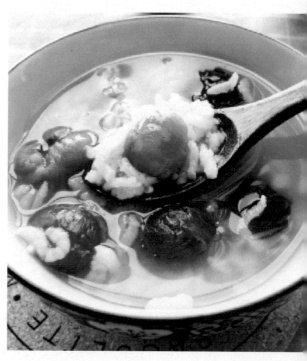

6. 墨鱼粥

材料：

墨鱼250克，粳米100克，姜、料酒、盐、味精各适量。

做法：

（1）将新鲜的墨鱼洗净切片；

（2）同粳米加水适量，炖至米稠粥；

（3）再入姜、酒、盐、味精调味；

（4）随意服用。

功效：

具有通经、养血、催乳功效。

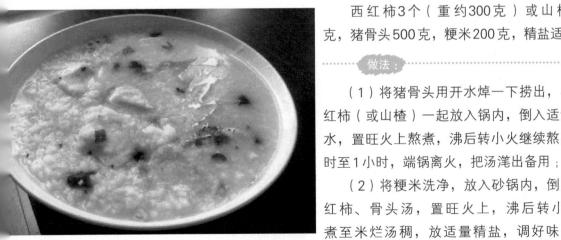

7. 猪骨西红柿粥

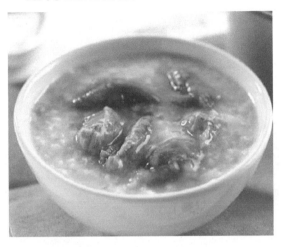

材料：

西红柿3个（重约300克）或山楂50克，猪骨头500克，粳米200克，精盐适量。

做法：

（1）将猪骨头用开水焯一下捞出，与西红柿（或山楂）一起放入锅内，倒入适量清水，置旺火上熬煮，沸后转小火继续熬半小时至1小时，端锅离火，把汤滗出备用；

（2）将粳米洗净，放入砂锅内，倒入西红柿、骨头汤，置旺火上，沸后转小火，煮至米烂汤稠，放适量精盐，调好味，离火即成。

功效：

适宜于催奶，通利行气，散结止痛，清热除淤。

8. 鲤鱼催乳粥

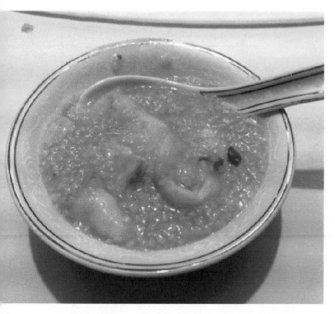

> 材料：

活鲤鱼500克，粳米、小米各50克。

> 做法：

将鲜活鲤鱼除去内脏后切成小块，与粳米、小米一起煮成鲤鱼粥。

> 功效：

适宜于催乳、开胃健脾。

 温馨提示

粥里最好不要放盐，淡食催乳效果较佳。

9. 羊肉萝卜粥

> 材料：

羊肉（瘦）500克，陈皮5克，白萝卜100克，高粱米150克，大葱5克，姜5克，黄酒10克，五香粉10克，味精10克，香油25克。

> 做法：

（1）将陈皮洗净，切成末，葱、姜洗净切末备用；

（2）将羊肉洗净，切成薄片，放入锅中，加羊肉汤、黄酒、五香粉、陈皮末，煮至羊肉碎烂，再加入淘洗干净的高粱米和切成细丁的白萝卜，一同煮成稀粥，加入食盐、葱、姜末、香油调味即成。

> 功效：

适宜缺乳产妇食用。

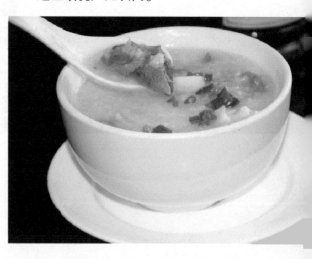

10. 小米红糖粥

材料：

小米100克，红糖适量。

做法：

（1）将小米淘洗干净，放入开水锅内，旺火烧开后，转小火煮至粥黏；

（2）食用时，加入适量红糖搅匀，再煮开，盛入碗内即成。

功效：

适宜缺乳产妇食用。

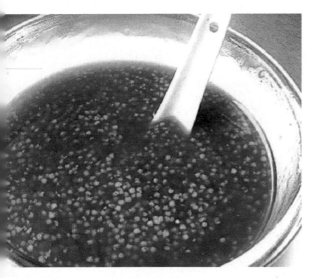

11. 红小豆粥

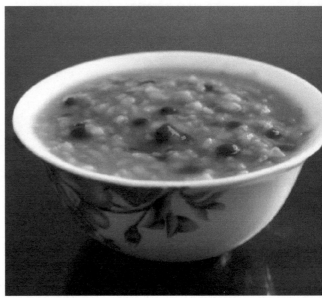

材料：

大米50克，红小豆15克。

做法：

（1）将红小豆与大米分别淘洗干净；

（2）将红小豆放入锅内，加入适量清水，烧开并煮至烂熟，再加入水与大米一起煮，用大火烧沸后，转用小火，煮至黏稠为止；

（3）将粥内加入适量红糖，烧开盛入碗内，撒上少许糖即成。

功效：

此粥色泽红润，香甜爽口，催乳。

12. 香附芡实粥

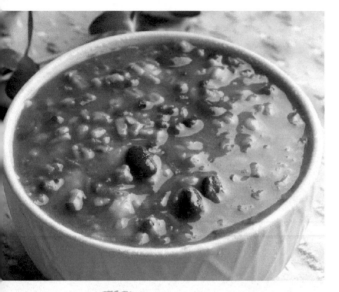

材料：

香附10克，芡实15克，粳米50克，白糖适量。

做法：

（1）将芡实捣碎，粳米淘洗干净；

（2）将香附放入锅中，加适量清水煎煮、去渣；

（3）加入芡实、粳米煮粥，待粥熟时，加入白糖调味即成；

（4）每日1剂，连食3～5日。

功效：

具有疏肝理气、固摄乳汁的作用。可用于防治产后肝气郁滞、乳汁自出症状。

13. 黄芪金樱粥

材料：

黄芪30克，金樱子30克，粳米150克，白糖适量。

做法：

（1）将粳米淘洗干净；

（2）锅置火上，加适量清水、黄芪、金樱子煎煮，去渣，加入粳米煮粥，等粥熟时，加入白糖调味即成；

（3）每日1剂，连食3～5日。

功效：

此粥具有补中气、摄乳汁等功效，可用于防治产后气虚，乳汁自漏症状

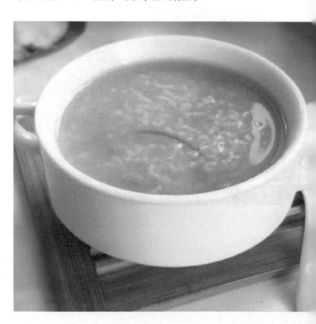

14. 莴苣猪肉粥

材料：

莴苣30克，猪肉150克，粳米50克，味精5克，精盐2克，酱油3克，香油10克。

做法：

（1）将莴苣去杂，用清水洗净，切成细丝，粳米淘洗干净；

（2）将猪肉洗净，切成末，放入碗内，加少许酱油、精盐，腌10～15分钟，待用；

（3）锅置火上，加适量清水，放入粳米煮沸，加入莴苣丝、猪肉末，改文火煮至米烂汁黏时，放入精盐、味精、香油，搅匀，稍煮片刻即可食用。

功效：

莴苣含莴苣素、乳酸、苹果酸、天冬碱、琥珀酸、维生素C、蛋白质、粗纤维、钾、钙、磷、铁等，有通乳汁、利小便的功效。

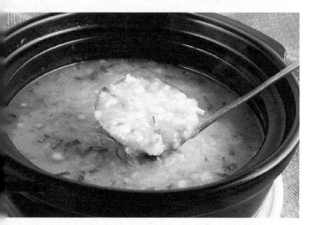

5.6 催乳菜的制作

1. 虾仁香干炒青豆

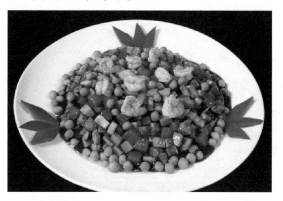

材料：

虾仁、豆腐干、青豆各50克，胡萝卜100克，植物油15克，酱油10克，甜面酱、白糖各5克，姜片2克。

做法：

（1）将虾仁洗净，切成小丁，青豆洗净，胡萝卜、豆腐干洗净，均分别切小丁；

（2）炒锅上火，放油烧热，下姜片稍煸，再下虾仁，炒至变色，加青豆、胡萝卜丁，炒至快熟时，放豆腐干，加甜面酱、酱油、白糖，旺火快炒，炒熟即成；

（3）旺火快炒时，如嫌太干，可略加水炒至熟。

功效：

此菜有下乳作用。

2. 葱烧鲫鱼

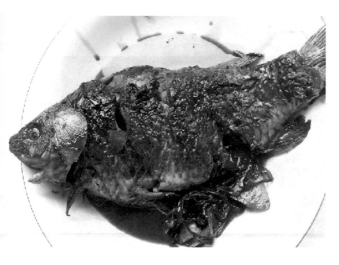

材料：

鲫鱼400克，小葱125克，酱油30克，精盐2克，白糖、姜、蒜各10克，料酒15克，味精少许，花生油300克（约耗50克）。

做法：

（1）将鲫鱼去鳞、鳃、内脏，洗净，小葱择洗干净，每三四根打成一个结子，放进鱼腹内；

（2）炒锅上火，放入花生油，烧至九成热，放入鲫鱼煎透，捞出沥油；

（3）锅置火上，放入花生油烧热，下姜末、蒜片，加酱油、料酒、白糖、精盐和适量清水，把鱼放入锅中，用文火炖30分钟，撒入味精，即成。

功效：

此菜益气健脾，治疗腹水，预防高血压。

3. 红糖豆腐

材料：

豆腐100克，红糖50克。

做法：

将豆腐切块、水煮，加红糖，可再加入少量米酒。水沸20分钟后可食，每日1次，连服5天。

功效：

利于产后体力恢复、子宫收缩及乳汁分泌。

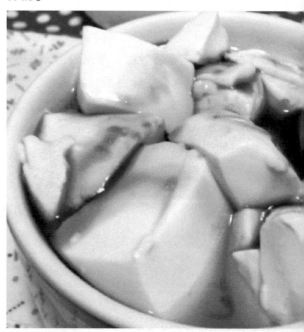

4.红参蒸鲫鱼

材料：

活鲫鱼250克，红参12克，火腿25克，虾仁15克，鸡汤、味精、姜、葱适量。

做法：

（1）将鲫鱼去鳞及内脏后洗净，放入沸水中烫一下，虾仁、红参用温水洗一下，火腿洗净切片；

（2）将鲫鱼、红参、火腿片、虾仁放入汤锅中，加拍破的姜、葱，倒入鸡汤，加少许盐后盖好，上蒸笼煮熟即可。

功效：

此菜可生乳、下乳。

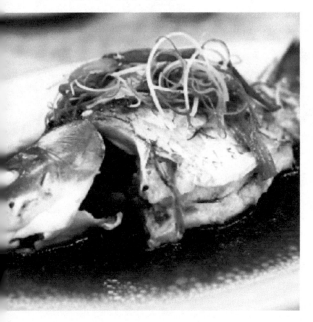

5.熘炒黄花猪腰

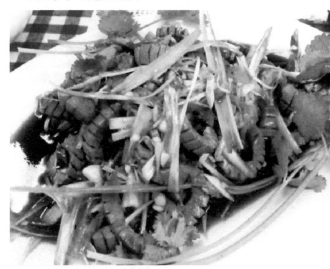

材料：

猪肾（腰子）500克，黄花菜50克，淀粉、姜、葱、蒜、味精、白糖、植物油、精盐各适量。

做法：

（1）将猪腰子剖开，去筋膜臊腺，洗净，切块；

（2）起油锅，待油至九成热时放姜、葱、蒜及腰花爆炒片刻；

（3）猪腰熟透变色时，加黄花菜及盐、糖适量，熘炒片刻，加水、生粉勾芡，加味精即成。

功效：

有补肾通乳的作用。

6.虾仁烧豆腐

材料：

豆腐300克，虾仁150克，鸡汤40克，鸡蛋1个，盐、味精、料酒、淀粉适量，麻油、葱、姜少许。

做法：

（1）把葱、姜洗净切成片，虾仁去虾线，备用，将豆腐切块，放水中煮一下，沥干水分，备用；

（2）将葱、姜、盐、味精、料酒、鸡汤、淀粉、麻油放入碗中调成汁，将虾仁放入碗中，加盐、料酒、半个鸡蛋、搅拌均匀；

（3）炒锅内注入油，烧热后放入虾仁，烧熟后加入豆腐同炒，受热均匀后，加入碗中的汁，迅速翻炒，使汁完全挂在原料表面，放入盘中即可食用。

功效：

此菜中虾仁含蛋白质的量极高，有催乳作用。

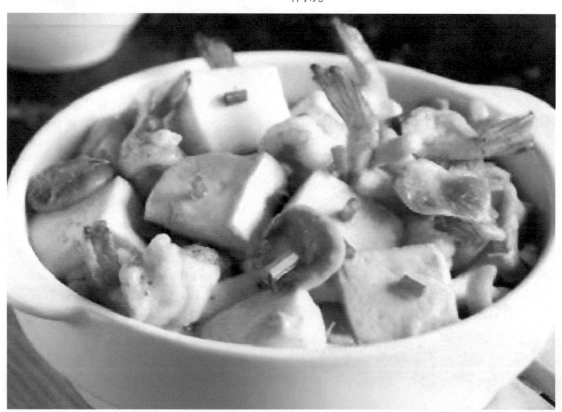

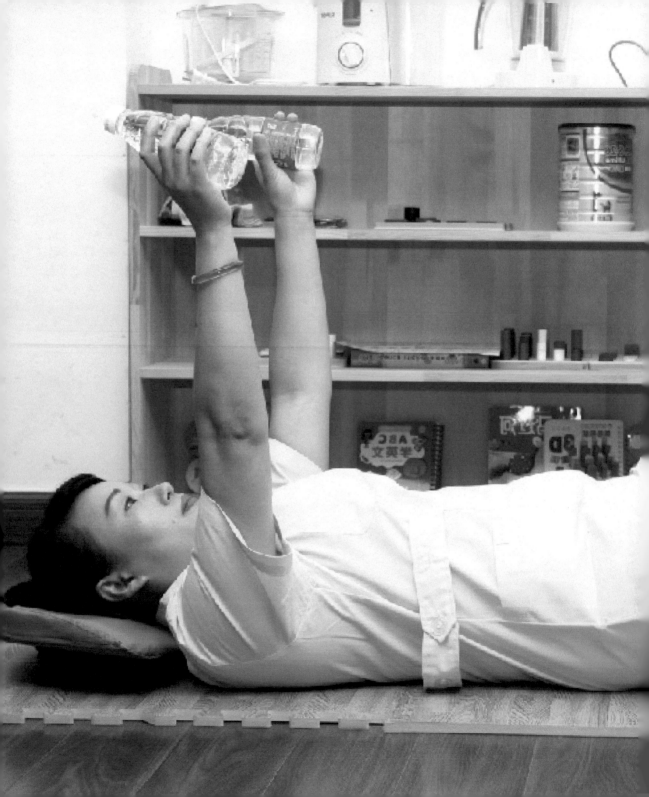

第 **6** 章

母乳喂养指导

6.1 新生儿的营养需求

新生儿期，比其他各时期需要的营养素相对较多。新生儿营养关系到新生儿的生长发育，关系到新生儿的体质。具体来说，新生儿的营养需求如下。

1.热能

足月儿生后第一周，每日每千克体重需要250～335千焦；生后第二周，每日每千克体重需要335～420千焦；生后第三周及以上，每日每千克体重需要420～500千焦。

2.蛋白质

足月儿每日每千克体重需要2～3克。

3.氨基酸

新生儿每天必须足够地摄入9种氨基酸：赖氨酸、精氨酸、亮氨酸、异亮氨酸、颉氨酸、甲硫氨酸、苯丙氨酸、苏氨酸、色氨酸。

4.脂肪

新生儿每天需要摄入的脂肪量为4～6克/千克体重。母乳中未饱和脂肪酸占51%，其中的75%可被吸收，而牛乳中未饱和脂肪酸仅占34%。亚麻脂酸和花生四烯酸是必需的脂肪酸，亚麻脂酸缺乏时会出现皮疹和生长迟缓，花生四烯酸则合成前列腺素。

5.糖

足月儿每天需糖17～34克/100卡热。

母乳中的糖全为乳糖，牛乳中的糖，乳糖约占一半。

6.矿物质、宏量元素及微量元素

（1）钠。食盐就是氯化钠，提供人体必需的钠。妈妈喂奶期间不宜吃得太咸，但并不是一点儿也不需要钠。乳母在月子中一点儿不吃盐的做法是不对的，新生儿也需要盐。

（2）钾。乳品中的钾能够满足新生儿的需要。

（3）氯。氯随钠、钾吸收。

（4）钙、磷。母乳中的钙，有50%～70%在新生儿肠道中被吸收；牛乳钙的吸收率仅为20%。因此，母乳喂养不易缺钙，牛乳喂养容易缺钙。磷的吸收比较好，不易缺乏。

（5）镁。镁缺乏时影响钙平衡。

（6）铁。母乳和牛乳中铁含量都不高，牛乳中的铁不易吸收，因此牛乳喂养更容易缺乏铁。足月儿铁的储存量，可供4～6个月的使用，但如果妈妈孕期就缺乏铁，新生儿就可能出现铁储备不足，因此应及时补充。早产儿铁的储备量更少，只够生后8周之用，如果不及时补充，则会出现缺铁性贫血，影响新生儿健康。

（7）锌。新生儿期很少缺锌，一般不需要额外补充。发锌不能代表当时的血锌情况。因此，不要以发锌衡量当时的血锌情况，发锌低不能代表血锌也低，应以血锌为准。

7.维生素

健康孕妇分娩的新生儿，很少缺乏维生素，因此不需要额外补充。如果准妈妈妊娠期维生素摄入严重不足，胎盘功能低下并早产，新生儿可能缺乏维生素D、维生素C、维生素E和叶酸。

（1）维生素K。维生素K缺乏，可引起新生儿自发出血症或晚发维生素K缺乏出血症。尤其是纯母乳喂养儿，发生的概率比较大。因此，常规上给出生后的新生儿肌注维生素K_1 1.0毫克，是起预防作用的。早产儿肠道菌种成长较晚，肝功能发育不成熟，容易出现维生素K缺乏，应每日补充维生素K 1毫克，连续补充3次。

（2）维生素D。虽然新生儿出生时储存一定量的维生素D，但由于不能够在室外接受足够的阳光，又不能经食物摄入，婴儿期可出现维生素D缺乏性婴儿手足搐搦症和幼儿期佝偻病。应该从出生后半个月开始，补充维生素D，每日400国际单位。

（3）维生素E。早产儿需要补充，每日30毫克。

（4）维生素A。在补充维生素D时，有的选用鱼肝油制剂，即维生素A和维生素D制剂。如果比例不合适，可发生维生素A过量，甚至中毒。

6.2 母乳喂养的好处

母乳喂养的好处有以下几个方面。

1.对婴儿

（1）母乳是婴儿最理想的天然食物，能满足产后4～6个月婴儿生长发育的全部营养需要，且易消化、吸收。

（2）母乳中含有丰富的抗感染物质，如免疫球蛋白、巨噬细胞、溶菌酶、双歧因子等，可预防感染性疾病，保护婴儿。

> **温馨提示**
>
> 初乳中这些抗感染物质含量更丰富，所以初乳对婴儿来说，是人生的第一次免疫。

（3）母乳喂养可预防过敏性疾病，如湿疹、哮喘等。

（4）母乳喂养可促进婴儿面部和牙齿的发育。

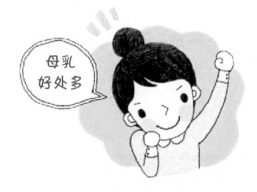

2.对产妇

（1）促进子宫恢复，减少产后出血。

（2）降低妈妈患乳腺癌和卵巢癌的危险。

（3）帮助妈妈尽快恢复体型，每天消耗500卡热量。

（4）增进母子感情，对妈妈与宝宝一生的交流起到重要的作用。

3.对家庭

（1）经济：节省时间、减少支出、降低浪费。

（2）方便：随时供应，省时省力，减少污染。

（3）省心：母乳喂养宝宝更健康，让父母有更充足的精力应付紧张的工作。

4.对社会

（1）母乳喂养的孩子身体素质好，不易患病，有利于提高全民身体素质。

（2）母乳喂养的母亲对婴儿慈爱，有助于小儿智力、社交能力的发育，有助于家庭和睦、社会安定。

 温馨提示

母乳喂养有着独特的优势，这是其他喂养方式所达不到的。为了婴儿健康发育，一定要尽力为婴儿进行母乳喂养。

相关链接

科学母乳喂养知识
与传统母乳育儿观念的对比

传统观念一：在婴儿出生6个月后，母乳就没什么营养了，应该给婴儿断奶

现代医学认为此项说法是毫无科学根据的。一般新生儿从出生到6个月，需要完全依赖母乳喂养。这段期间母乳就能满足婴儿成长所需的全部营养，没有必要添加任何辅食。

6个月以后，婴儿成长所需养分增加，单纯依靠母乳是不够的，因此需要添加辅食。母乳喂养到6个月也不是绝对喂养底线，有些早产儿或者过敏体质婴儿，由于其自身体质的原因，拒绝或不能食用辅食，就需要完全依靠母乳喂养到八九个月甚至更长时间。

传统观念二：产妇一来月经，乳汁就会变味，不能再喂养婴儿

这种观点同样没有任何科学依据，即便产妇已经开始来月经也仍然应继续哺乳。需要注意的是，此时要采取非荷尔蒙类避孕方式，因为如果产后采用含雌激素或黄体酮荷尔蒙类方式避孕，就会改变母乳原有成分，并降低乳汁分泌。

传统观念三：产妇乳汁如果呈灰色，显得很清淡，就喂不饱婴儿

较为清淡的乳汁是"前奶"，这部分乳

汁大部分是水，主要作用是给婴儿解渴，这也是母乳喂养的婴儿不需要额外喝水的原因。如果婴儿继续吃母乳，乳汁会越来越浓，直至分泌出像奶油一样的"后奶"，这才是给婴儿解饿。母乳会根据婴儿成长情况，自动调节每一次的泌乳，根据不同时期需要分泌不同成分乳汁来满足婴儿发育。例如，到了夏季，母乳就会自动变稀，以方便供给婴儿更多水分。

传统观念四：如果婴儿长得快，个子高，需要添加辅食

婴儿在6个月以内，无论成长速度多快，母乳都能够满足其所需。这一阶段，由于婴儿各项器官发育尚未完善，如果添加辅食，对婴儿不但毫无益处，而且还可能会造成肾负荷过重，以至于影响其对母乳的吸收。

传统观念五：喝奶粉婴儿会比纯母乳喂养婴儿体重增长快，母乳有时不如奶粉好相比纯母乳喂养的婴儿，喝奶粉的婴儿的确更容易发胖，但这并不是因为奶粉比母乳好，而是因为奶粉中脂肪和蛋白质的含量数倍于母乳。这些脂肪和蛋白质对婴儿的生长发育是过剩的，多余的部分不但不能补充婴儿身体所需能量，反而会造成婴儿体重过量，同时还会给婴儿的将来埋下罹患高血压等方面疾病的健康隐患。

母乳好还是奶粉好呢？

6.3 对不同类型婴儿的母乳喂养方法

母乳喂养需要注意婴儿的个体特点，根据婴儿吮吸母乳方式的不同，对其喂养方式也应有所不同。催乳师应该指导产妇充分尊重婴儿的个体特点，采用适合婴儿的方法喂养。

1.兴奋型婴儿

兴奋型婴儿吃奶时表现得很亢奋，不能很好地含住乳头，以至于经常会因含不住乳头而闹脾气大哭。对于此类婴儿，在喂养母乳时，应该保证其充分的休息，在此过程中还要适时地刺激婴儿，让其保持清醒，能够吃饱。

 温馨提示

在婴儿哭闹时，千万不可对其强行喂奶，而是应该试着把婴儿抱起来，轻拍其背部或轻抚其头足，等婴儿情绪安稳下来再喂奶。

2.品尝型婴儿

品尝型婴儿吃奶时，通常是要先含住乳头品尝一点儿乳汁，然后才会努力吮吸。此时，如果强迫其快速吮吸，不但无用，而且还会让其生气。对于此类婴儿，不但要有足够的耐心，而且还需要懂得怎样来引起婴儿吸乳的兴趣。

比如，可以先挤点乳汁在乳头上，然后用乳头不断地碰触婴儿的鼻尖及嘴唇。

3.迫切型婴儿

迫切型婴儿吃奶时，一靠近乳头就会马上含住乳头及乳晕，有力地吮吸，并且一般只有其吃饱后才会停下来。对于此类婴儿，应该尽早开奶，增加喂奶次数和每次喂奶的持续时间。

4.休息型婴儿

休息型婴儿吃奶时，经常是吃一会儿就需要休息几分钟才会继续。对于此类婴儿，只要不强迫其快速吮吸，通常会吃得很好。

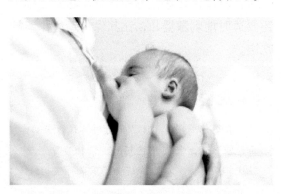

此类型的婴儿虽然常常会在吃奶过程中睡着，产妇不能认为婴儿那时已经吃饱，而应延长喂奶时间，同时多留意婴儿的面部表情，并不断鼓励和帮助婴儿吃奶。

5.延迟型婴儿

延迟型婴儿在出生后的最初几天里对母乳表现为毫无兴趣，一般只是在乳汁入口后才会吞下。对于此类婴儿，要坚持让其反复吸吮乳头，同时可以用手挤出少许乳汁送到婴儿口中的方式，让婴儿对吮吸母乳逐渐适应并产生兴趣。

6.4 促进母乳喂养成功的措施

通过下图所示的方法可促进母乳喂养成功。

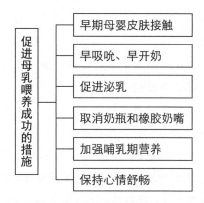

促进母乳喂养成功的措施

1.早期母婴皮肤接触

早期母婴的皮肤接触，可以促使婴儿早

吸吮、早开奶，促使早期母乳喂养成功。并能安抚母婴情绪，稳定婴儿体温、心率、血压。另外，早开奶有利于婴儿血糖水平的提高。

2.早吸吮、早开奶

早期婴儿对母乳的频繁吸吮。一方面可以促进产妇子宫收缩，减少出血；另一方面有助于产妇尽早下奶，让婴儿可以尽早吃到营养和免疫价值均高的初乳。初乳将刺激婴儿肠道蠕动，从而促进胎粪的排出。

3.促进泌乳

产妇可以对乳房进行按摩，对婴儿实施按需哺乳，使婴儿勤吸吮，并增加哺乳次数和每次哺乳的时间。因为乳房排得越空，之后产乳就越多。由于晚上十点以后泌乳素的分泌量达到最高值，夜间喂母乳，吸吮越多、泌乳越多。

4.取消奶瓶和橡胶奶嘴

使用奶瓶和橡胶奶嘴后，婴儿会对母乳产生"乳头错觉"，不利于母乳喂养的成功，因此应取消或尽量避免奶瓶和橡胶奶嘴的使用。

5.加强哺乳期营养

在哺乳期，产妇要多摄取蛋白质、维生素和矿物质含量丰富的食物，如动物蛋白（鱼、肉类）、豆制品、鸡汤、鱼汤、海带、紫菜、蔬菜和水果（特别是木瓜）等。

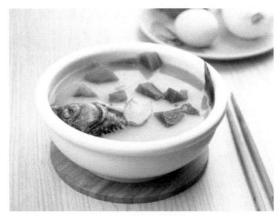

6.保持心情舒畅

在哺乳期，产妇要保持良好的情绪、愉悦的心情、良好的睡眠，这样做可以促使乳汁分泌量的增多。

6.5 常见母乳喂养姿势

在母乳喂养时，产妇可以尝试抱婴儿的各种不同姿势，从而从中选择使自己和婴儿都感觉最为舒适的一种。

1.橄榄球式

适用于剖宫产后、新生儿、乳房很大的产妇、早产儿和双胞宝宝。

以左侧乳房哺乳为例，产妇一只手握住宝宝的头枕

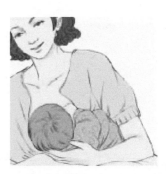

部，左前臂支撑住宝宝的身体，左上臂夹持宝宝的身体或双腿于腋下。用枕头适当垫高宝宝达到与乳头水平，让宝宝的头部靠近左侧乳房。

2.修正橄榄球式

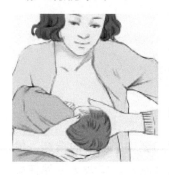

适用于剖宫产后、新生儿、早产宝宝。

以左侧乳房哺乳为例，产妇用右手握住宝宝的头枕部，右前臂支撑住宝宝的身体，右上臂夹持宝宝的身体或双腿于腋下。用枕头适当垫高宝宝达到与乳头水平，让宝宝的身体横过自己的胸部，让宝宝的头部靠近左侧乳房。

3.扶腰臀抱篮式

这是最传统的哺乳姿势。

以右侧乳房哺乳为例，让宝宝的头枕在产妇的右侧肘窝内，右前臂支撑住宝宝的身体，右手托住宝宝的腰、臀部或者大腿上部，母婴腹部相贴，宝宝的一只胳膊绕到产妇的背后，一只胳膊放在产

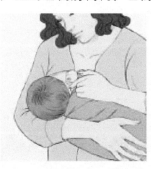

妇的胸前，宝宝的头部正好贴近右侧乳房。

4.扶腰臀侧卧式

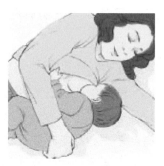

适用于剖宫产后、午夜或者白天休息时哺乳。

产妇先侧躺在床上，膝盖微微弯曲，把枕头垫在头下、两腿间和背后，用手支撑住宝宝的头颈部和背部，让宝宝侧身与自己相对，母婴腹部相贴，宝宝的嘴与妈妈乳头处在同一平面。喂对侧乳房时，可以稍微将身体往宝宝方向前倾，让对侧乳房靠近宝宝的嘴，或者抱着宝宝一起翻身到另一侧。

5.半躺式

适用于产后、乳头疼痛、奶阵太急时。

产妇靠坐在床上，背后垫几个枕头，舒适地支撑住身体，双膝微屈，然后把宝宝放在腹部上，让他的脸对着乳房，用一侧手扶住宝宝的头颈部和背部，另一侧手扶住宝宝的臀部，防止宝宝下滑，让宝宝几乎是趴在妈妈身上吃奶。

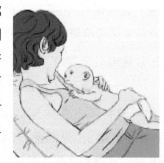

温馨提示

产妇无论选择哪种喂乳姿势，都要确保婴儿的腹部正对着自己的腹部，因为这样有助于婴儿正确"吮住"或"攀着"。

6.6 母乳喂养技巧指导

母乳是婴儿最佳的食品和饮料，营养丰富，最适合婴儿的消化和吸收。喂养婴儿最安全、最理想的方法就是母乳喂养。但是对于初为人母的新妈妈来说，母乳喂养并不容易，因此，催乳师应指导产妇掌握一定的母乳喂养技巧，正确、科学地哺乳。

1. 间隔哺乳时间

在婴儿出生后的第一次喂养时，要让产妇和婴儿裸体进行皮肤接触，并保证婴儿持续吮吮乳头30分钟以上，以刺激乳头，促进生乳素分泌。

分娩后让母婴早接触，早开奶，有利于产妇的乳汁分泌，而婴儿也可通过吮吮和吞咽促进肠道蠕动及胎便的排出。

此后可给新生儿每3个小时喂一次奶，如上午6：00、9：00、12：00，下午3：00、6：00，晚上9：00，夜间12：00和后半夜3：00各喂一次。1～2个月后，为了母婴夜间休息，可把后半夜3：00这次喂奶停掉，

变为每天喂7次。3～5个月后，可改为3～4小时喂一次。半岁后可改为4～5小时喂一次，并养成夜间不喂奶的习惯。每次喂奶时间不宜太长，以7～15分钟为宜。有规律地喂奶有利于婴儿消化系统有规律地工作。

2. 交替乳房哺乳

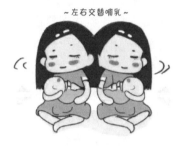

~左右交替哺乳~

交替哺乳是让婴儿吸空一边乳房后，或吃饱之前换另一边乳房。由于产妇双乳的乳汁总量对于婴儿一般是过量的，每次哺乳开始的乳房要两侧交替，这样可以保证双乳中至少有一边是空的。

（1）促使寻乳反射。让婴儿舒服地躺在产妇的一只手臂上，抚摸他的脸颊，让他面转向产妇，准备吃奶。

（2）提供乳头。用另一只手托起乳房，使乳头靠近婴儿的嘴。此时，如果婴儿没有自动张开嘴，可用乳头刺激其嘴唇和脸颊，直至其张嘴。

（3）检查婴儿是否完全含住。成功的哺乳应使婴儿的嘴完全盖住乳晕，形成一个严密封口。在婴儿吮吸时，产妇会感到婴儿用

舌头将乳头压向上腭。要注意观察婴儿颌骨的动作。

（4）建立视线接触。在哺乳时，产妇应注视着婴儿，与他交谈，对他微笑。可使婴儿任意在乳房上玩，使其形成进食时的愉快感，并感受到产妇皮肤的气息。

（5）抽出乳房。当感到乳房被排空时，可将小拇指滑进婴儿嘴边以打断吮吸。不要在婴儿松开乳头前强行抽出乳头，因为这样会弄痛产妇自己。

（6）给予另一边乳房。在将婴儿从一边乳房转移到另一边乳房之前，根据需要轻轻拍打他的背部。然后，将婴儿舒适地兜在另一只手臂中，给他另一边乳房吮吸。

温馨提示

产妇可以通过使用在胸罩带上系丝带的方法，帮助自己记住上一次哺乳是从哪一边乳房开始的。

3.婴儿在胸前抱放位置

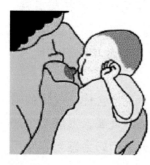

（1）碰碰婴儿嘴唇，让他张开嘴。

（2）婴儿张开嘴后，将其抱在胸前，使他的嘴放在产妇的乳头和乳晕

上，让他的腹部正对产妇的腹部。

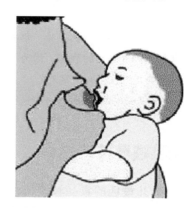

（3）婴儿吃奶位置正确时，其鼻子和面颊应该接触乳房。

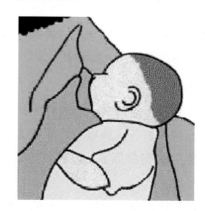

（4）待婴儿开始用力吮吸后，为了哺乳的顺利进行，应将婴儿的嘴轻轻往外拉约5毫米。

4.正确含接乳头

婴儿嘴唇包住乳头和乳晕，其鼻子和面颊接触乳房。嘴唇在外面（或外翻），不是内收回。

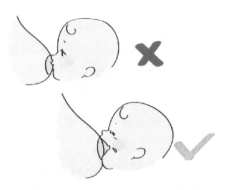

吸吮含接正确时，婴儿嘴上方的可见乳晕比下方多，婴儿唇像鱼唇一样凸起，脸部鼓起呈圆形，两颊有节律地吸吮，并可听到"咕咕"的咽奶声。

5.正确托举乳房

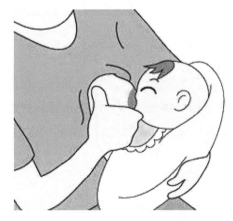

（1）将大拇指与其他四指分开。

（2）食指至小指的四指并拢并紧贴在乳房下的胸壁上，用食指托住乳房的底部。

（3）同时，用大拇指轻压乳房上部，以免乳房堵住婴儿鼻孔而影响其呼吸。

相关链接

如何判断奶水是否充分

1.从以下情况可以判断出母乳是充足的

（1）喂奶时伴随着新生儿的吸吮动作，可听见新生儿"咕咕"的吞咽声。

（2）哺乳前产妇感觉乳房胀满，哺乳时有下乳感，哺乳后乳房变柔软。

（3）两次哺乳之间，新生儿感到很满足，表情快乐、眼睛很亮、反应灵敏，睡眠时安静、踏实。

（4）新生儿每天更换尿布6次以上，大便每天3～4次，呈金黄色糊状。

（5）新生儿体重平均每周增加150克左右，每日增加25～30克。满月时可增加600克以上。

2.从以下情况可以判断出母乳不够吃

（1）喂奶时听不到新生儿的吞咽声，新生儿吃奶时间长，并且不好好吸吮乳头，常常会突然放开乳头大哭不止。

（2）产妇常感觉不到乳房胀满，也很少见乳汁往外喷。

（3）哺乳后，新生儿常哭闹不止，入睡不踏实，不久又出现觅食反射。

（4）新生儿大小便次数减少（每日正常应是6次以上），排便量少。

（5）新生儿体重增长缓慢或停滞。

6.7 应对婴儿乳头错觉

尽管母乳喂养有如此多的好处，可是有些婴儿却偏偏不配合，不吃母乳，这是为什么呢？主要原因是"乳头错觉"。许多产妇产后由于疲劳，加之伤口疼痛（剖宫产后），不愿给婴儿喂母乳，婴儿一哭就用奶瓶喂牛奶。奶瓶上的橡胶奶头长，且奶嘴开口大，婴儿不需费多大力气就能痛快吸奶。当他再吸产妇的乳头时，会觉得很难含住，吸起来也很费劲，因此不愿吃产妇的奶。

纠正乳头错觉一定要有耐心，可以采用以下措施。

（1）立即停止用奶嘴给婴儿喂奶。

（2）耐心地帮助婴儿学习正确的含接姿势。

（3）有乳头错觉的婴儿都不愿等待乳汁分泌，对此，可以在喂奶前先挤乳房，等奶下来后再把乳头给婴儿，这样婴儿可以不必等待，马上就有乳汁泌出。

6.8 特殊情况哺乳指导

虽然在哺喂母乳过程中，乳头形状远比乳房形状重要，但是无论多么难吸吮的乳头也一定可以哺喂母乳，只是产妇和婴儿都需要花费一些力气才能让哺乳变得更为顺利。

1.扁平乳头

对婴儿而言，扁平乳头不容易被吸到口腔深处。不过只要多让婴儿吸吮，扁平乳头转变成正常乳头的概率是很高的，之后婴儿就能吸得既轻松又顺利了。也可使用乳头保护器辅助哺乳，方法如下。

（1）先把保护器以不碰触乳头的方式小心地贴在乳房上，然后用手指摁住保护器周围。

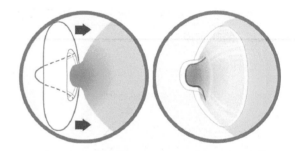

（2）产妇把身体微微往前倾斜，把乳汁滴入保护器奶嘴的头部，使婴儿可以吸到乳汁，婴儿一吸，保护器就会和乳房密合起来，这样就可以正常哺乳了。

2.小乳头

与扁平乳头一样，小乳头也不容易被婴儿含住吸吮。对此，只要让婴儿连乳晕一起含住，还是可以吸得到乳汁的。而且只要持续哺喂母乳，乳头形状也会变得更加容易吸吮。同扁平乳头一样，小乳头也可以使用乳头保护器辅助哺乳。

温馨提示

　　乳头保护器在乳汁不充足的情况下可能会无法使用，所以应等待乳房充分充满乳汁后再使用，且使用时应注意不可用手指挡住通气孔。

3.大乳头

　　乳头的直径一般为1厘米左右，达1.5厘米左右的便是大乳头。大乳头的妈妈哺乳前需用两手的拇指将乳头搓十几次，哺乳时需用拇指和食指牵拉乳头，让其变细变长。还要设法让婴儿张大嘴，可以轻压宝宝的下巴，以便将乳头、乳晕一起送入婴儿口中。经数次训练，婴儿便会适应，吸吮到乳汁。

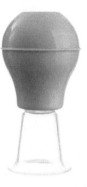

4.凹陷乳头

　　这种类型的乳头要及早做好护理工作，以手指刺激乳头或使用乳头吸引器等都可以使乳头凸出。虽然凹陷乳头在临床上属于有较多哺乳问题的乳头类型，但是只要正确地将乳头牵引出来，一样能轻松顺利地哺喂母乳。

　　下面介绍三种轻松牵引凹陷乳头的方法。

　　（1）霍夫曼运动：凹陷乳头的产妇，在怀孕第6个月以后即可开始进行此乳房护理

运动。方式很简单，只要将中指、食指轻压乳晕两侧，将乳头牵引出即可。

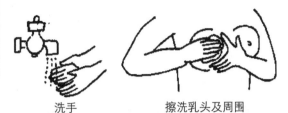

洗手	擦洗乳头及周围

牵拉乳头	按摩乳头及周围

　　（2）乳头吸引器：用乳头吸引器，轻松一吸即可让乳头凸出，相当方便实用。

　　（3）冰敷：利用冰敷让乳头自然直挺出来，这是一种较为自然的身体反应。

5.悬垂乳

　　悬垂乳形态像茶壶，整个乳房下垂，乳头却在上部。由于悬垂而造成输乳管弯曲，使部分乳汁积聚于乳房下方，不易于婴儿吸出，同时积聚的奶汁容易瘀积成块，诱发乳腺炎。母亲在哺乳时应将乳房托起，使乳腺管与乳头保持平行位，便于婴儿把整个乳房内的乳汁吸空。

6.9 夜间哺乳指导

　　几乎每个婴儿夜间都会醒来吃奶两三次，

整晚睡觉的情况很少见。3周、6周、3个月和6个月左右的婴儿，由于正处于快速生长期，很容易出现整天都饿的情况，如果夜间不喂奶，婴儿就会因饥饿而哭闹。

1.两种传统观念

（1）不利产妇睡眠。夜间哺乳不仅不会影响产妇睡眠，而且恰恰相反，还可以提高产妇体内有镇静作用的荷尔蒙水平，且哺乳后产妇心情放松，更容易入睡。同时，除了满足婴儿需求外，乳汁中含有的天然的催眠成分，可以让婴儿睡得更加安稳。

（2）不利产妇产后恢复。很多产妇担心夜间哺乳会身心疲惫，不利于产后恢复。研究表明，夜间哺乳能促使雌激素和孕激素大量释放，促进子宫收缩、复原。

> 💡 **温馨提示**
>
> 如果产妇夜里间隔五六个小时不喂奶，乳腺因得不到刺激，会造成乳汁分泌量下降。

2.夜间喂奶注意事项

夜晚产妇在半梦半醒的状态下给新生儿喂奶很容易发生意外，所以在这个方面催乳师要提起精神特别小心处理，夜间喂奶的注意事项如下。

（1）别让婴儿含着乳头睡觉。影响婴儿睡眠，不易养成良好的吃奶习惯，而且容易造成婴儿窒息。产妇容易出现乳头皲裂的情况。

（2）母乳喂养应得当。哺乳期产妇普遍感到疲乏，夜间躺着给婴儿喂奶时很容易睡着，此时婴儿很容易因溢奶或鼻孔被乳房堵住而发生窒息。

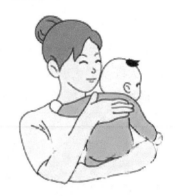

因此，婴儿吃完奶后，产妇不要立即将婴儿放在床上，而应将其竖直抱起，让婴儿趴在肩头，轻拍其背部，以排出吞入的空气，防止婴儿仰睡时因溢奶而导致窒息。

（3）避免婴儿着凉。许多婴儿在夜间吃

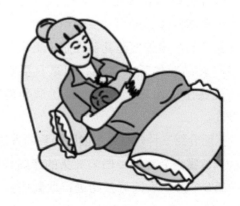

奶时容易感冒。因此，在喂奶前，要关上窗户，准备好一条较厚的毛毯，将婴儿裹好；喂奶时，让婴儿四肢不要过度伸出；喂奶后，不要过早将婴儿抱入被窝。

（4）按需喂养。如果婴儿熟睡未醒，可以延长对其喂奶的时间间隔。婴儿每次醒来，应先判断是不是饿了，而不是马上对其喂奶。如果婴儿不饿，可以通过抱、拍、唱催眠曲，换尿布或做其他事情来分散婴儿注意力，也可通过让婴儿触摸产妇的乳房，获取一些安全感。

（5）慢慢调整夜间喂乳习惯。如果有吃夜奶的习惯，就很难改变。有些婴儿，10个月仍然要吃夜奶，这种习惯就更难改了，因此要在早期使婴儿逐渐适应夜间不吃奶，养成正常的生活习惯。

一般情况下，婴儿6个月后，尽可能让婴儿在每天早上6：00吃第一次奶，夜间10：00吃最后一次奶，并保证婴儿最后一次尽量吃饱。如果母乳不够，可在最后一次喂乳时加一点儿牛奶。

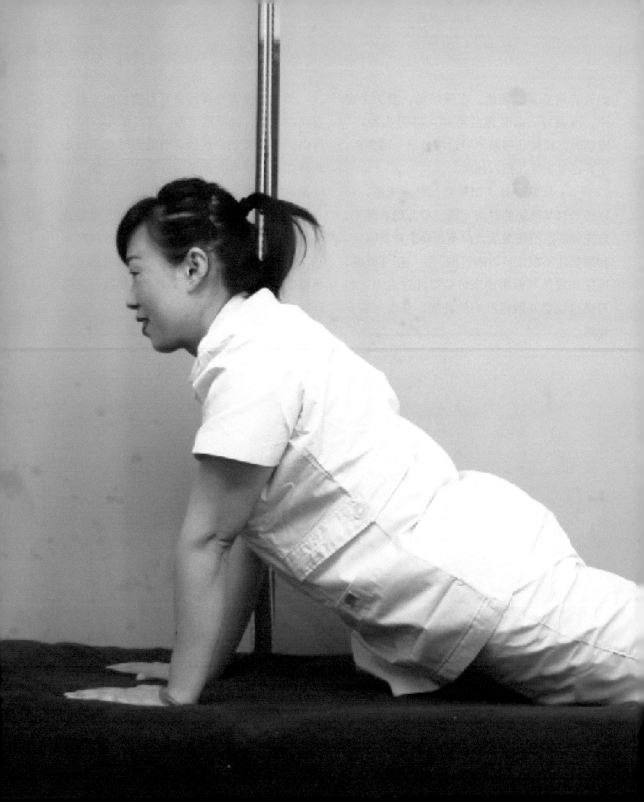

第 **7** 章

产妇异常情况喂养指导

7.1 母乳不足和再泌乳问题

1.母乳不足原因

母乳不足的原因有以下几种。

（1）婴儿出生后最初几天，产妇乳头问题，奶瓶、配方奶干扰。

（2）没有实施按需哺乳，影响了乳汁的分泌。

（3）婴儿生长发育需求增加而导致的暂时性母乳分泌不足。产后第二周、第四周、第六周，3～4月，是婴儿快速增长期，对母乳需求量增加。

2.需要再泌乳原因

（1）婴儿患病，有一段时期未吸吮。

（2）婴儿已用人工喂养，但产妇希望再试行母乳喂养。

（3）人工喂养的婴儿反复患病或不能健康发育。

（4）产妇因患病，已停止了母乳喂养。

3.增加奶量和再泌乳方法

增加奶量和再泌乳最重要的方法是婴儿频繁、有效地吸吮乳房。产妇得到鼓励和支持，婴儿愿意经常吸吮产妇的乳房，都有助于泌乳量的增加。

具体方法如下。

（1）只要婴儿有兴趣就让他吸吮，最好一天多于10次。

（2）保证产妇有足够的饮食摄入量。

（3）推荐有效的"催奶方"。

（4）让婴儿与产妇在一起，使母婴尽可能多地单独接触，特别是要有充分的皮肤接触。

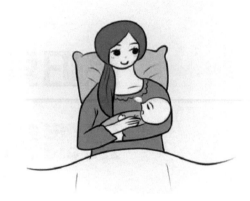

宝宝出生后和
妈妈要亲密接触

（5）让产妇与婴儿同步休息，给予产妇正确哺乳姿势和含接方法的指导，使产妇能够在放松的状态下哺乳。

（6）夜间鼓励婴儿与产妇在一起按需喂奶。

（7）奶量增加时，逐渐减少人工喂奶量，每天为30～60毫升。

（8）教产妇使用杯子而非奶瓶喂养婴儿。

（9）婴儿拒绝吸"空"乳房时，可用滴管或母乳喂养辅助器给婴儿加奶。

（10）对婴儿通过观察尿量，监测体重增长，来确定其所需奶量。

7.2 特殊情况产妇喂养指导

1.产后出血

在分娩的过程中，胎儿娩出后，随着胎盘的剥离和娩出，会有一定的血液流出，这是正常现象，出血量一般在100毫升左右。但是，如果在产后24小时内出血大于500毫升或产后2小时内出血大于400毫升就不正常了，称之为产后出血。

产后出血的原因很多，但75%～80%的产后出血是子宫张力缺乏导致的。子宫张力缺乏是指子宫收缩无力。多次生产、双胞胎、羊水过多、胎儿特大、生产时间太长或太短等，都会令子宫过分疲劳，导致产后出血。

促进子宫收缩的最佳办法是让产妇哺婴，婴儿吮吸奶水会刺激子宫收缩，子宫收缩可压紧血管，减少出血。

2.重度子痫前期（子痫）

子痫是妊娠20周以后"妊娠高血压综合征"（简称妊高征）的特殊表现，包括水肿、高血压和蛋白尿，特别于妊娠晚期发展呈严重而紧急情况时，以抽搐及昏迷为特点，可并发肾功能衰竭、心力衰竭、肺水肿、颅内出血、胎盘早期剥离等。子痫可以发生在产前、产时、产后等不同时间，不典型的子痫还可发生于妊娠20周以前。

经医生检查，条件允许的产妇产后可以进行母乳喂养，在监测产妇血压的同时，鼓励其与婴儿同步休息，并可安排助手协助照顾婴儿，产妇不宜过度疲劳。

3.剖宫产

很多女性都认为剖宫产切除缝合手术中的麻药会影响乳汁，所以在生下宝宝后，都会过几天才开始哺乳。其实这种作法是错误的，因为宝宝出生后半个小时，是吸吮能力最强的时刻，也是宝宝吸吮乳汁的最好时机，而且初乳含有最丰富的免疫球蛋白。剖宫产妈妈完全可以在半个小时内让宝宝吸吮乳汁，不用过于担忧切除缝合中的麻药会影响乳汁。

因此，剖宫产的产妇返回病房后，催乳师应鼓励其让婴儿尽早吸吮母乳。

由于术后禁食禁水、伤口疼痛等原因，因此，剖宫产产妇可采用以下两种方法给宝宝喂奶。

（1）床上坐位喂奶法。产妇取坐位或半坐卧位，在身体的一侧放小棉被或枕头垫到适宜高度，同侧手抱住宝宝，宝宝下肢朝产妇身后，臀部放于垫高处，胸部紧贴产妇胸部，产妇对侧手以"C"字形托住乳房，让宝宝张大嘴含住同侧乳头及大部分乳晕吸吮。

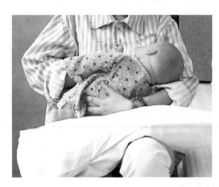

（2）床下坐位喂奶法。将坐椅放于床边，产妇坐于椅上靠近床缘，身体紧靠椅背，以使背部和双肩放松，产妇身体的方向要与床缘成一个夹角。将宝宝放在床上，可用棉被或枕头垫到适宜高度，产妇环抱式抱住宝宝哺乳，其他姿势同床上喂奶法。

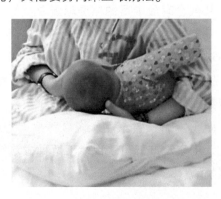

 温馨提示

这样的哺乳姿势，宝宝不会接触到妈妈的腹部伤口，不但减轻了妈妈的负担，也更加有利于泌乳。

7.3 患病产妇喂养指导

产妇在经过分娩后，身体很衰弱，抵抗力更是大大下降，而容易患上疾病。

（1）催乳师向产妇解释患病期间继续母乳喂养的好处。

（2）减少分离，保证母婴共处。产妇入院，有条件的可将婴儿也收入院，继续母乳喂养。如果产妇不能照顾婴儿，可请家人陪同并帮助产妇照顾。

（3）如果产妇发热，应鼓励其多喝水，保证摄入充足的液体，以防因发热消耗水分而导致乳汁分泌量的减少。

（4）帮助产妇选择合适的抱婴儿姿势或者向其他护理人员示范如何帮助产妇舒适地抱起婴儿。

（5）如果产妇病很重，完全不能照顾自己的婴儿或极度不适，母乳喂养存在困难或产妇不愿继续喂奶。

（6）产妇患成瘾性疾病，如抽烟、饮酒或使用药物时，母乳仍是多数婴儿的食物选择。但静脉注射毒品的产妇，不建议母乳喂养。

（7）乳腺炎。常规喂养或挤出乳汁，以免病情加重。

（8）单侧乳房脓肿，继续用健康的乳房喂哺婴儿。待脓肿引流后，产妇应用抗生素疗法治疗时，可以在患侧哺乳。

7.4 患传染病产妇喂养指导

1.甲肝

甲肝通过消化道传播。急性期隔离时，应暂停母乳喂养，但要挤奶保持泌乳。婴儿接种免疫球蛋白或隔离期过后可以继续母乳喂养。

2.乙肝

其实，乳汁中病毒的含量远没有血液中的多，而且乙肝病毒的传染途径主要是通过血液、体液传播，在乙肝免疫球蛋白和乙肝疫苗联合疫苗的协助下，母乳喂养不会增加婴儿感染的机会。新生儿出生后尽早接种疫苗，就可以采用母乳喂养了。乙肝产妇进行母乳喂养时，应注意以下事项。

（1）喂奶前洗手，擦拭乳头。

（2）乳头皲裂或婴儿口腔溃疡时，暂停母乳喂养。

（3）婴儿和产妇用品隔离。擦洗用的毛巾、脸盆，喝水用的杯子要独立使用。

（4）婴儿定期检测乙肝抗原抗体

3.丙肝

母乳喂养与非母乳喂养垂直传播率无差异，因此可以让产妇进行母乳喂养。母乳喂养不是婴儿感染丙肝病毒的危险因素，不会增加新生儿丙肝病毒感染的概率，与婴儿丙肝病毒感染无关。

7.5 艾滋病（HIV）感染产妇喂养指导

1.HIV母婴传播的危险与时间（缺乏干预措施情况）

HIV母婴传播的危险与时间（缺乏干预措施情况）见下表。

HIV母婴传播的危险与时间

HIV–MTCT的时间	传播率/%
孕期	5～10
分娩与生产	10～15
母乳喂养	5～20
全过程，但是没有母乳喂养	15～25
全过程，但是母乳喂养至6个月	20～35
全过程，但是母乳喂养18～24个月	30～45

2.HIV感染状态不详的产妇婴儿喂养

出生后6个月内，只用母乳喂养婴儿，除维生素、微量元素制剂或药物外，不给婴儿其他任何液体或固体状食物（包括水）。

婴儿满6个月后，开始添加安全的辅食，以提供丰富均衡的营养。持续母乳喂养到2岁或更长时间。

3.HIV感染的产妇婴儿喂养

艾滋病感染的产妇所生婴儿提倡人工喂养，应避免母乳喂养，坚决杜绝混合喂养。

当人工喂养是可接受的、可行的、支付得起、可持续并安全的情况下，应避免所有形式的母乳喂养，完全进行人工喂养。无法满足上述条件时，新生儿期间建议纯母乳喂养，但要尽可能早地停止母乳喂养。

7.6 妊娠合并症产妇喂养指导

1.妊娠糖尿病

母乳喂养对糖尿病产妇有以下好处。

（1）缓解产妇精神上的压力。哺乳时分泌泌乳素可以让产妇更放松并有嗜睡感。

（2）减少婴儿成年后患糖尿病的风险。

（3）减少产妇治疗所需胰岛素的量。

（4）能有效缓解糖尿病各种症状。许多产妇在哺乳期间病情部分或全部好转。

（5）胰岛素分子太大，无法渗透到母乳中；口服降糖药，在消化道可被破坏，不能进入母乳。

（6）糖尿病患者容易感染各种病菌，母乳喂养期间要注意血糖水平、注重个人卫生、保护乳头不受感染。

2.甲状腺疾病

（1）甲状腺功能亢进。在哺乳产妇每日服10～33毫克他巴唑的情况下，哺乳是安全的。每2～4周监测一次新生儿甲状腺功能。关注新生儿有无特异性反应，如发热、皮疹、白细胞减少等。有些产妇暂时断奶4个月以后还可再泌乳。

（2）甲状腺功能低下。即便在乳汁中可测出甲状腺素的情况下，母乳喂养也不是禁忌的，因为甲状腺功能低下存在遗传倾向。

新生儿出生后可测定血清T4、TSH等，若发现婴儿甲状腺水平降低，可给婴儿服用甲状腺增强药物。

> **温馨提示**
>
> 服用甲状腺素替代治疗的产妇，仍然可以母乳喂养，只是需要定期检测婴儿甲状腺功能。

3.精神病

可以试着让母婴在一起，给予共同照顾，

但应有其他人一直与母婴共处。帮助产妇喂哺婴儿，确保产妇不致忽视或伤害婴儿。如果精神病产妇有伤害婴儿的意向或行动，则不建议实施母乳喂养。

4.产后抑郁症

分析抑郁症原因，有针对性地解除产妇顾虑。若担心自己乳汁分泌不足，则可通过观察婴儿吸吮和吞咽动作，给产妇信心。

如果病情严重，需用药物进行治疗时，则应考虑药物对婴儿的影响，必要时在服药期间，暂时停止母乳喂养，但要定时挤出乳汁，以保持泌乳；停用抑郁症药物时，再恢复母乳喂养。

5.癫痫

哺乳初期，最好不用毒副作用较强的抗癫痫药。若病情不稳定，担心发作严重，需要坚持服药时，应停止母乳喂养，并将产妇和婴儿隔开。

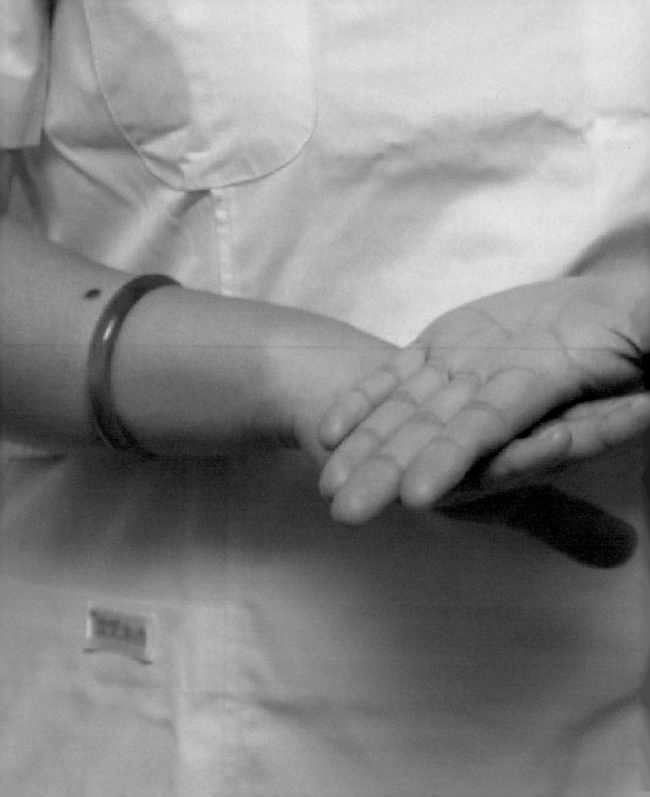

第 **8** 章

挤奶及母乳
储存加热

8.1 需要挤奶情况

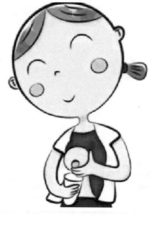

当产妇乳房出现以下情况时，可进行挤奶喂乳。

（1）当产妇乳房太胀影响婴儿含接时，可以先挤出一些奶，使乳晕变软，便于婴儿准确地含接到乳晕上。

（2）产妇乳头疼痛暂时不能哺乳时，要将乳汁挤出来，这样既可用挤出的奶喂养婴儿，缓解产妇乳头疼痛，还可避免因婴儿未吸吮而导致的乳汁分泌减少。

（3）刚出生不久的婴儿，吸吮力不是太强，对于乳头内陷的产妇，在婴儿尚未学会吸吮其乳头之前，要挤奶喂婴儿以保持乳汁分泌。

（4）刚出生的体重过轻的婴儿，或生病的婴儿，因吸吮力弱，应挤奶喂养。

（5）婴儿出生后的前几天，食量比较小，吃不完奶水需要及时挤出，以便正常泌乳。

（6）产妇与婴儿暂时分开时，要挤奶喂养婴儿。

（7）产妇产假到期，需要回到单位上班时，要挤奶喂养婴儿。

8.2 手工挤奶法

手工挤奶的正确方法是由催乳师指导产妇自己做的。虽然最初手工挤几下乳汁可能不下来，但多重复几次乳汁总会下来的。

1. 挤奶的准备

（1）洗净双手，准备一个脸盆和一条干净的毛巾，盛放乳汁的容器可选大口径杯子、玻璃瓶或大口瓶。使用前先用洗涤剂和水将杯口洗净，然后倒入开水，放置几分钟，这是因为开水能杀灭大多数的细菌。挤奶前，将水倒去。

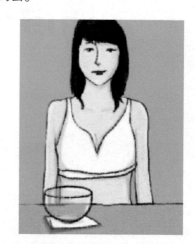

（2）坐姿或站立均可，以产妇感到舒适为准。

2. 挤奶的方法

（1）采用按摩、甩动或抚摸的方式刺激乳房产生射乳反射。

（2）将容器靠近乳房，把拇指及食指放在距乳房根部2厘米处，两指相对，其他手指托住乳房。

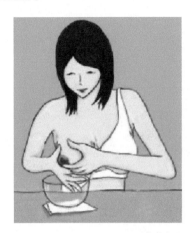

（3）用拇指及食指向胸壁方向轻轻下压。注意，不可压得太深，否则将引起乳导管阻塞。

（4）压力应作用在拇指及食指间乳晕下方的乳房组织上，就是说必须压在乳晕下方的乳窦上。处在哺乳期的乳房，有时可以用手摸到乳窦，其手感如豆荚或花生。产妇摸到乳窦后，就能准确挤压。

（5）一压一放反复交替进行，正确的挤压方法不会引起疼痛。第一次挤压或许没有乳汁滴出，但压过几次后，一定会有乳汁滴出。并且，如果射乳反射活跃，还会有乳汁流出。

（6）依次在不同方向按照同样方法压乳晕，使乳房内每一个乳窦的乳汁都被挤出。

温馨提示

需要注意的是，压乳晕的手指不应有滑动或摩擦式运动。

3.挤奶的技巧

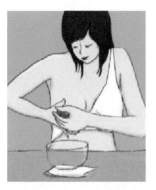

（1）产妇用拇指、食指挤压乳房，挤压时手指一定要固定，握住乳房。最初挤几下可能奶水不下来，多重复几次即可。

（2）不要挤压、拉扯、滑动乳头，因为单单压、挤乳头不会出奶。同样道理，婴儿如果只吸吮乳头也不会有乳汁流出。

（3）一侧乳房每次至少挤压3～5分钟，若乳汁少了，就可先换另一侧乳房，如此反复数次。为避免疲劳，双手可交替使用。

温馨提示

婴儿出生后的前几天产妇乳汁不太多，挤奶间隔时间可适当长一些。每次挤奶时间以20分钟为宜，双侧乳房轮流进行。

8.3 吸奶器挤奶法

1.手动吸奶器

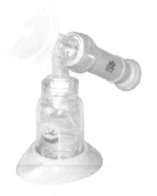

使用手动吸奶器的方法如下。

（1）首先可以通过挤压吸奶器后半部的橡胶球，使吸奶器呈负压。

（2）接着，将吸奶器的广口端罩在乳头周围的皮肤上，不让其漏气。

（3）然后，放松橡胶球，乳汁就会慢慢地流入吸奶器的容器内。待没有压力后，可再重复挤压橡胶球。

当吸奶器中的乳汁较多时，应将乳汁转移到准备好的容器内。

 温馨提示

用吸奶器挤奶，每次使用前都要先将吸奶器消毒。

2.电动吸奶器

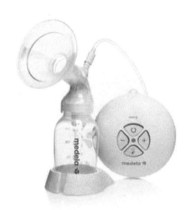

电动吸奶器的操作比较简单，只要严格按照说明书上的步骤操作即可。

3.吸奶注意事项

（1）不论使用手动吸奶器还是电动吸奶器，每天都要清洗与杀菌。购买前最好先请教有使用经验的产妇。

（2）在开始吸奶前要对乳房进行适当的按摩和热敷，从而促使乳腺扩张，为乳汁的顺利吸出做好准备。

（3）洗净手之后再开始吸奶，使用专业的乳头清洁棉进行擦拭。

（4）当使用吸奶器时，需要注意控制好节奏。当感觉到乳头疼痛或者吸不出奶的时候，就不要再继续使用吸奶器了。

（5）要按照循序渐进的步骤慢慢手动使用吸奶器，要由慢到快。当吸奶器使用完毕后，必须进行热水浸泡或用微波炉消毒。

8.4 母乳储存

产妇挤出来的奶应该如何保存呢？作为催乳师，在与产妇交流中，一定要告知正确的母乳储存及加热方法。

1.储存时间

（1）常温保存

① 初乳（产后6天之内挤出的母乳）在27～32℃的温度下可保存12小时。

② 成熟母乳（产后6天以后挤出的母乳）在15℃的温度下可保存24小时。温度越低，保存的时间越长。

（2）冷藏保存。母乳通常用冰箱的冷藏室来保存。

① 一般情况下，0～4℃冷藏可保存8天。

② 如果保存在冷藏室里的冷冻盒内，保质期为15天。

③ 若是保存于冷冻室，冰箱门常常要开关，保存期则为90～120天。

④ 若是在深度冷冻室里，温度在0℃以下，并且不经常开冰箱门，保存期可达半年以上。

2.储存工具

质地较硬的器皿或者专用塑料袋都可以拿来用，首选是塑料或玻璃制成的瓶子。塑料集乳袋是专门用来储存母乳的，它的好处是方便且体积小。

相关链接

母乳储存注意事项

母乳保存看起来是件简单的事，但需要注意的地方也一定不要遗漏。除了要清楚母乳保存方法、母乳保存时间外，催乳师还要告知产妇以下注意事项。

（1）不要在冷冻保存母乳的时候加入新鲜果汁、牛奶等饮品混合，这将影响母乳营养活性成分，也容易造成婴儿腹泻情况出现。

（2）为了保证母乳的健康卫生，挤奶前妈妈们一定要洗好手，吸奶器也要做好消毒工作。

（3）为了防止忘记保存母乳的时间，储存时最好在盛装母乳的容器上贴上日期标签。

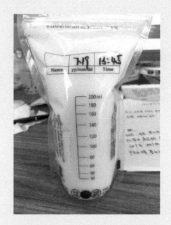

（4）冷冻时储奶瓶中奶不要装太满，盖子也不要拧太紧，防止保存时冷冻结冰胀破。

（5）为了避免浪费，也为了更快解冻，每个容器里最好装婴儿吃1顿的量。如果新鲜的母乳加到有冷冻母乳的容器内，应注意新加入的母乳量不得大于原有的母乳量。

（6）冷冻保存过的母乳，如果拿出来解冻后没喝完，不能再次冷冻保存，理应倒掉。

（7）集乳袋不可长期使用。尽管塑料集乳袋是专门用来保存乳汁的，但它较为脆弱，如果妈妈们用力过大，是很容易把它弄坏的。因为是一次性的，所以不适宜用来长期储存母乳。将集乳袋套在吸奶器上就可以使用。先把储乳袋里的空气排掉，再往里储存乳汁，装八分满即可，预留一些空间，防止乳汁冻结后把集乳袋胀破。放置集乳袋时，应该先把集乳袋站立着放进干净的盒子中，注意不要倾倒，接着放到冰箱或冷冻柜里储存。

（8）玻璃瓶或塑料瓶要有密闭的瓶盖。为防止细菌混入乳汁，影响质量，使用前要用高温度的水和洗洁精清洗储奶容器，并及时晾干。乳汁不要装太多，八分满即可。

8.5 母乳加热

母乳加热要重视，如果方法不对就会破坏营养成分。母乳最好不要使用微波炉加热，其原因：一是受热不均匀，婴儿容易吃到"阴阳奶"；二是目前专家对微波是否会破坏维生素尚无定论。

炉火也不适合用于加热母乳，因为温度

太高，会破坏营养。比较好的加热冷藏（冻）母乳的方法有以下三种：

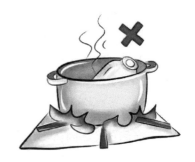

1.隔水烫热法

如果是冷藏母乳，可以像冬天烫黄酒那样，把盛母乳的容器放进热水里浸泡，使母乳吸收水里的热量而变得温热。浸泡时，要不时地晃动盛母乳的容器使母乳受热均匀。如果是冷冻母乳，则要先泡在冷水里解冻，然后再像冷藏母乳一样烫热。

2.温奶器加热

把温奶器温度设定在40℃，隔水加热母乳，此种方式更有利于温度的控制。

3.恒温调奶器

使用恒温调奶器，温度设定在40℃，加热母乳。

 温馨提示

冷冻的母乳，出现分层是正常的现象。只要在喂食前轻轻摇晃将其混匀即可。

8.6 挤奶用具清洁

（1）吸奶器和奶瓶每次用完后都要清洗，首先将吸奶器和奶瓶配件分开，先用温和的清洁剂清洁，然后再用清水洗干净。

（2）使用前将吸奶器和奶瓶各部分放在沸水中浸泡数分钟。

8.7 挤奶用具消毒

1.煮沸法

（1）将吸奶器和奶瓶可拆除的配件放入一锅清水中加热，水沸后继续煮10 ～ 15分钟。

（2）用已消毒的奶钳将所有配件从沸水中取出。

（3）如果吸奶器和奶瓶不是立刻使用，应将所有配件装好后放入一个清洁、有盖的容器内，并存放在阴凉处。

（4）每次使用后或存放超过24小时，要将用具重新消毒。

2.消毒剂法

按指示将消毒剂放入一个清洁、非金属的容器内，将所有用具浸泡于药水中，浸泡时间具体参考使用说明。

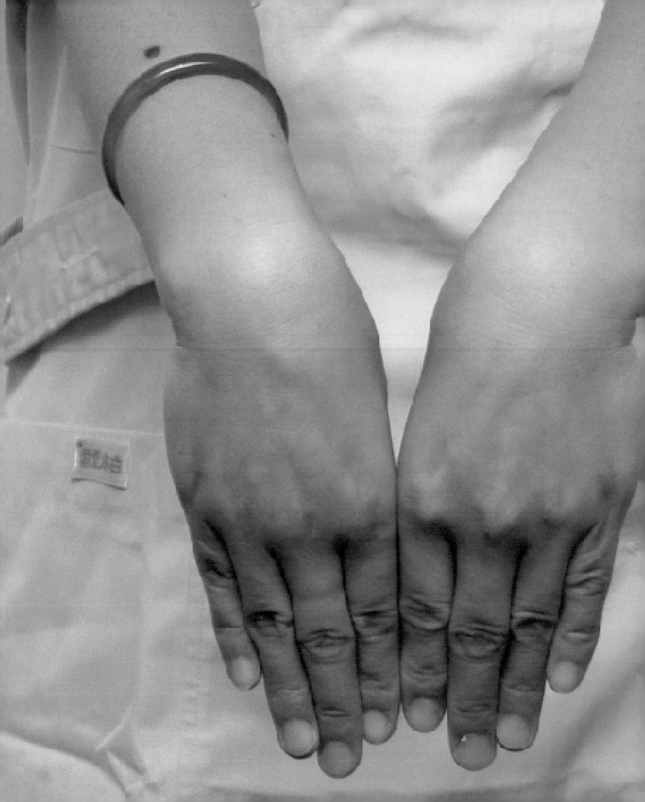

第 9 章

产后回乳指导

9.1 产妇需要回乳的情况

回乳，也称回奶，是指给小孩断奶后让乳房不再分泌乳汁。当有以下两种情况发生时，产妇需要回乳。

1.身体自身原因

一般来说，产妇出现以下情况需要回乳。

（1）如果产妇患有肝病"大三阳"，一般不建议哺乳。如果检验得出"大三阳"产妇的乳汁中肝病病毒DNA含量在正常范围，可以选择哺乳。如果产妇是肝病"小三阳"，可以哺乳，因为不但不会致病，而且还有利于刺激婴儿产生病毒抗体，获得免疫力。

（2）产妇患有妊娠期高血压，产后病情严重，分娩时或产后发生出血休克等重症状态时，不建议哺乳。

（3）产妇患有开放性肺结核、心脏病、严重的肾病、糖尿病、急性感染性疾病也不能哺乳。

（4）产妇正在使用可能对婴儿有害的药物，如患有肿瘤正在进行化疗等情况时，也不能哺乳。

2.其他原因

随着婴儿慢慢长大，对于各种营养要求越来越多。而产妇由于身体恢复，分泌出的乳汁无法完全满足婴儿的需求。或者，由于需要上班等其他原因，需要给婴儿断奶。

9.2 婴儿需要回乳的情况

一般来说，婴儿出现以下情况时，需要回乳。

1.婴儿患有疾病

（1）患有某些遗传代谢性疾病，如半乳糖血症的婴儿是绝对不能吃母乳的。

半乳糖血症是一种先天性酶缺乏而引起的代谢性疾病，由于缺乏酶，人乳中的乳糖不能很好地代谢，乳糖代谢不完全的产物是一些有毒的物质，这些物质聚集在体内，就会影响神经中枢的发育，造成孩子智力低下、白内障等。

所以，对新生儿喂奶时出现拒乳、严重呕吐、肝脏肿大等表现时应当及时请儿科医师诊治。

> **温馨提示**
>
> 孩子有白内障时，要高度怀疑本病。一旦怀疑是半乳糖血症，就要停止喂奶类食品，改用大豆制品喂养婴儿。

（2）另外，还有两种不能完全用母乳喂养的疾病：一种是苯丙酮尿症；另一种是枫糖尿病。这两种病都是氨基酸代谢异常的疾病，如果全部用母乳或动物乳汁喂养婴儿，孩子也会出现智力的障碍。

预防智力障碍的方法就是调整饮食中的氨基酸含量，减少母乳喂养，给予治疗食品。

患这两种病的孩子，小便中有很特殊的气味，婴儿还会出现喂养困难、反应差等表现。至于婴儿患其他疾病时，是用不着停喂母乳的。

2.已到断奶期

如果婴儿已满一岁，可以选择让其断奶，改食其他乳制品或辅食。

9.3 自然回乳法

所谓的自然回乳其实是根据乳汁分泌的原理进行回乳。从停止喂宝宝母乳开始，以婴儿配方奶粉代替，妈妈的乳汁量自然就会逐渐减少，慢慢可以达到回乳的效果。

1.适应情形

一般因哺乳时间已达10个月至1年而正常断奶者，可使用自然回乳方法。

2.回乳方法

（1）减少喂奶次数。在自然回乳的方法中，需要先减少喂奶的次数，宝宝食用乳汁的次数少了，那么妈妈们的乳汁分泌量就会随之减少，乳汁也就逐渐减少。

比如，原来1天要喂8次母乳的宝宝，可逐渐减少为6次、4次，其余的时候以配方奶粉代替，这样，乳汁分泌量自然就会逐渐减少。

（2）加长喂奶间隔时间。处于哺乳期的宝宝，在喂奶时间以及喂奶量方面都是获得保证的，然而当宝宝处于断奶阶段的时候，就需要加长喂奶间隔时间，让宝宝逐渐适应没有乳汁的感觉。乳房也会减少刺激性，缓解乳汁的分泌。

（3）缩短单次喂奶时间。当宝宝能够选择其他营养食物补充营养，在单次喂养宝宝的时候，可以适当地减少宝宝吮吸奶水的时间。

（4）适当少吃高蛋白食物。处于哺乳期的女性，需要补充营养，促进乳汁的分泌。然而当女性想要回奶的时候，需要少吃一些高蛋白的食物，比如鱼肉或者是羊肉。饮食要更为清淡一些，少喝汤水，减少乳汁的分泌。

（5）穿紧身衣服。当女性想要回乳时，可以选择穿上更为贴身的衣服，内衣也要选择大小合适的款式，通过衣物的挤压，也能够减少乳汁的分泌。

温馨提示

正常情况下，采用自然回乳法大约几天至1个星期，就能让妈妈的乳汁完全没有。

3.注意事项

在自然断奶过程中，很多妈妈为了让乳

汁少分泌，就让乳房发胀不管，采取胀回法：任乳房胀满，忍受疼痛，经一周左右，便可胀回。这期间要停止喝大量汤水，减少营养，禁吃炖鸡、炖肉，或营养性药膳。

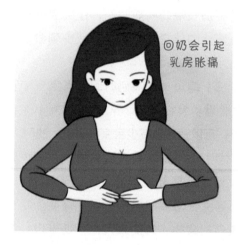

⊙奶会引起乳房胀痛

有不少妈妈涨奶三天就可以回乳，但是要注意，乳汁充沛的妈妈这样做不仅涨得胸部痛，而且以后会导致胸部变形，回乳不好的话还容易诱发炎症，导致发高烧。这个时候可以适当挤掉一些乳汁，然后用药物方法阻止乳汁分泌。

9.4 药物回乳法

1.适应情形

（1）因各种疾病或特殊原因在哺乳时间尚不足10个月时断奶，多采用药物回乳。

（2）正常断奶时，如果乳汁过多，自然

回乳效果不好，也可使用药物回乳。

2.回乳方法

（1）维生素B_6。产妇口服维生素B_6，每日600毫克，有93%的人在1周内获得回乳成功。

（2）芒硝。芒硝250克，加入适量开水将其溶化，用纱布或干净毛巾蘸净药液，热敷于双乳，再用胸罩束紧，早晚各1次。对于泌乳功能建立已超过10日或2周以上者，可以用芒硝回乳。

停药4~5天后，还有泌乳现象，但不会分泌很多，可以再用雌激素治疗，就有很好的回乳效果。

（3）乙烯雌酚。回乳采用剂量是5毫克，每日3次，共服3~5日。若剂量不够则不能达到回乳的效果；若服用剂量过大，则容易发生恶心、呕吐、厌食等症状。

乙烯雌酚回乳功效显著而又确切，并可根据乳胀程度停用或递减，不需要其他辅助治疗。

（4）苯甲酸雌二醇。苯甲酸雌二醇2毫克，肌注。每日1次，直到泌乳停止。

 温馨提示

应尽量避免使用激素类药品或回乳针，因为很容易引起乳房萎缩或乳腺分泌问题。

9.5 食物回乳法

常见的食物回乳法如下。

1.炒麦芽

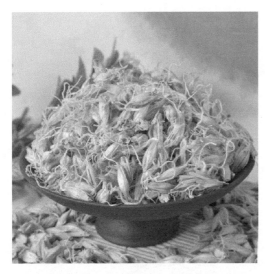

配方：麦芽100克。

制用法：将麦芽洗净，晾干，置锅内干，炒至焦脆，研成粉末。用开水送服，每次25克。

功效：开胃消食，下气，回乳。用于治疗小儿断奶后母亲乳房胀痛、乳汁郁积，服后乳汁即回。

2.豆豉炒饭

配方：豆豉60克，食油、熟米饭适量。

制用法：锅内放入油待热，先炒豆豉后下米饭。食用。

功效：下气，解郁。用于治疗断奶后乳房胀痛，服后乳汁即回。

3.花椒红糖水

配方：花椒20克，红糖80克。

制用法：花椒加水400毫升，浸泡4小时后煎至250毫升，捞去花椒不用，加入红糖于断奶当天一次服下，可连服3天。

功效：用于断奶。

4.莱菔子

配方：莱菔子，30克。

制用法：上药打碎，水煎分2次温服。若效果不明显时，可服第二剂。

功效：治回乳。

5.蒲公英汤

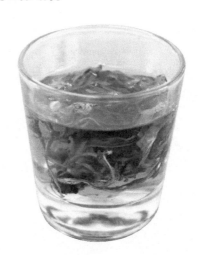

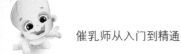

配方：番泻叶3克，蒲公英30克。

制用法：开水浸泡10分钟，1日内分2次服下。

功效：治妇女泌乳过多或因其他原因不能哺乳，需要回乳者。

6. 神曲汤

配方：蒲公英、神曲、麦芽各60克。

制用法：水煎服。

功效：治回乳。

7. 麦芽汤

配方：生麦芽60克。

制用法：水煎服。

功效：治疗妇女哺乳期断乳或乳汁郁积所致的乳房胀痛。

8. 蒲公英汤

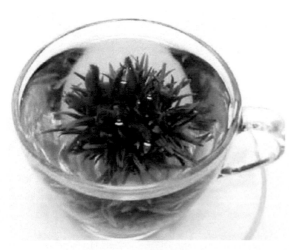

配方：蒲公英15克。

制用法：每天1剂，水煎2次，共得药液300毫升，分2～3次服。

功效：治回乳。

9. 陈皮甘草汤

配方：陈皮30克，甘草15克。

制用法：每天1剂，水煎服。

功效：治回乳。

10. 红花当归汤

配方：红花、当归、赤芍、怀牛膝各15克，炒麦芽，生麦芽各60克。

制用法：水煎服。

功效：治疗产后不欲哺乳者。

9.6 按摩回乳法

催乳师能够帮助促进女性乳汁分泌，也能够帮助女性回乳。因此，想要回乳的话，选择按摩的方式也是很不错的。其方法如下。

（1）催乳师双手抹上介质，搓热，均匀地涂抹在乳房上，左右手交替画圆（注意整个手掌都要贴在乳房上）。

（2）双手从乳房的根部向乳头方向按摩。

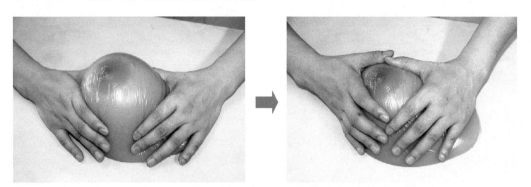

（3）揉乳腺管，仔细地把乳腺管内的乳汁全部排出来。

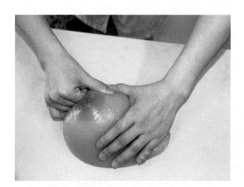

（4）单手由乳根部向上推，两侧交替进行。

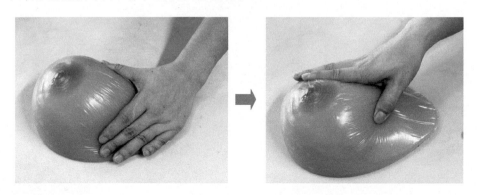

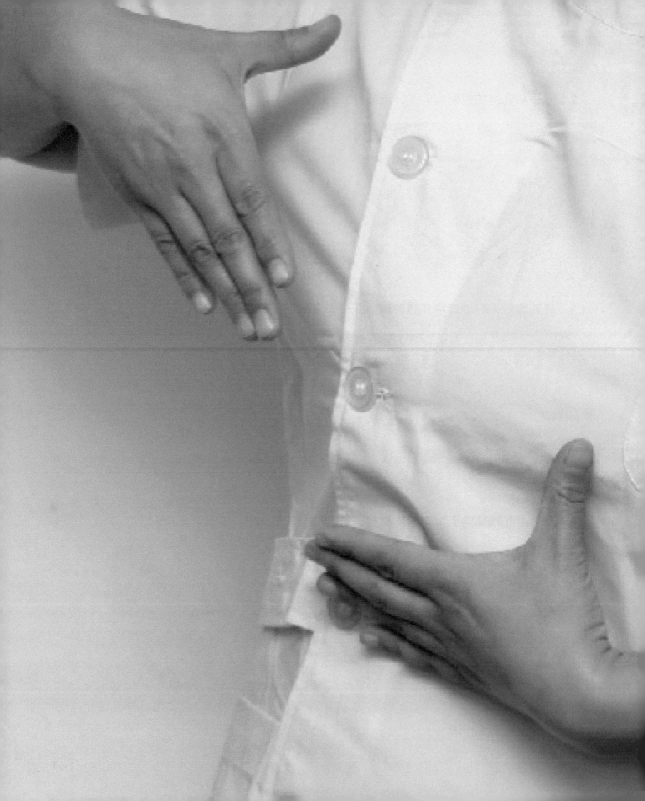

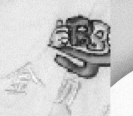

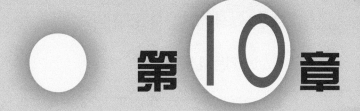

哺乳期乳房保健指导

10.1 产后乳房保健

乳房护理得好，既可保证宝宝正常的母乳喂养，又可促进妈妈产后身材的恢复。催乳师可按下图所示的方法，指导产妇做好乳房护理。

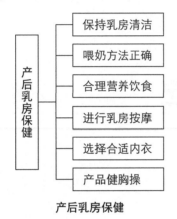

产后乳房保健：保持乳房清洁、喂奶方法正确、合理营养饮食、进行乳房按摩、选择合适内衣、产品健胸操

产后乳房保健

1.保持乳房清洁

建议产妇准备一块毛巾，专门用来清洗乳房。每次喂宝宝前，用温开水沾湿毛巾，轻轻擦拭乳房，特别是乳晕和乳头部位，动作要轻柔，不要太用力，以免擦破乳头上的皮肤。切勿用毛巾用力擦拭，小心拍干即可。可以用棉球沾水或婴儿油清洁乳房，避免使用碱性香皂，因为它会破坏皮肤的油脂层。

> 🔍 **温馨提示**
>
> 穿胸罩之前最好先让乳房自然干，每次哺乳前应记得洗手，以预防感染。

2.喂奶方法要正确

在哺乳期内，妈妈要根据具体情况选择正确的喂奶方式，一般常用坐式、侧卧式、环抱式等。正确的喂奶姿势有利于防止乳头疾病的发生。

哺乳时妈妈要先将乳房托起，用乳头逗引宝宝的下唇，在宝宝张口最大时，将乳头送入宝宝的嘴里。要将乳头及乳晕的大部分一起塞进，这样可有效防止乳头皲裂。

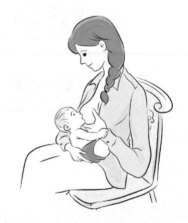

哺乳结束后，在宝宝停止吸吮时，轻轻用食指按压宝宝的下唇，使空气进入口腔，消除负压；再轻柔地将乳头从宝宝口中移出。

避免在宝宝吸吮的过程中强行将乳头拉出，这样易使乳头破损。喂奶时应两侧乳房交替进行，以免引起两侧乳房不对称。

3.合理的营养饮食

要让产妇均衡地摄取营养。主食要比怀孕晚期增加一些，还要多吃蛋白质含量丰富的食物和蔬菜水果。切忌不要急于进行节食减肥，其后果可能使乳房组织受累，导致乳房缩小。

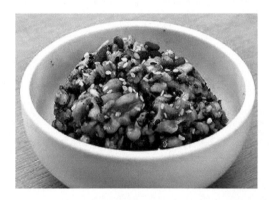

增加豆类食品的摄入对乳房的保养大有裨益，种子、坚果类食物含丰富的蛋白质，如杏仁、核桃、芝麻等，能让乳房组织更富有弹性。

4.进行乳房按摩

可指导产妇在每晚临睡前或起床前对乳房进行按摩。具体方法如下图所示。

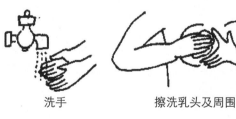

洗手　　　　　擦洗乳头及周围

牵拉乳头　　　按摩乳头及周围

按摩乳房的动作要细致认真，不可乱揉乱搓，以免伤到乳房。此法可促进局部的血液循环，防止乳房松弛下垂。

5.选择合适的内衣

催乳师要指导产妇选择舒适的棉质内衣，避免刺激性的衣料直接与身体发生接触。胸罩不可过松或过紧，要选择柔软棉质、方便哺乳的文胸。

每天应更换干净的内衣，保持乳房清洁。不要选择有塑胶边或支撑的胸垫。

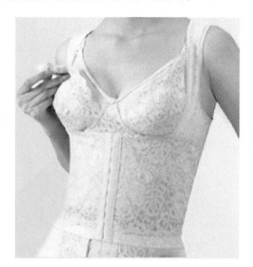

宝宝断奶后可以穿产后塑身专用胸罩，这样能有效集中并托高乳房。

6.产后健胸操

健胸运动不是一日之功，需长期坚持，效果才明显。催乳师可指导产妇在产后每天坚持做简单的扩胸运动，帮助锻炼胸部肌肉。

10.2 哺乳期乳房保健

　　为了保护好乳房，催乳师应指导女性在哺乳期做好乳房保健。

1.哺乳前

　　女性在产后乳房会分泌出乳汁和一些润液，再加上自身出汗的原因，可能在乳头上会积累垢痂，在给宝宝第一次喂乳前，应该先用植物油涂抹在乳头上，等垢痂变软以后再用温开水清洗干净。

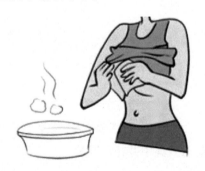

　　哺乳前，揉一揉乳房或用热毛巾敷一下乳房，有利于刺激排乳，可以避免婴儿过长时间吸吮；哺乳前不能用肥皂、酒精等刺激性强的物质擦乳头，以免乳头被损伤。

2.哺乳时

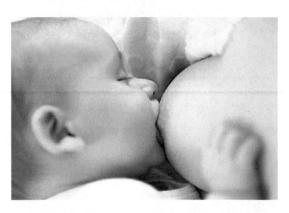

　　一定要将乳头及乳晕的大部分放入婴儿口腔中，这样吸吮对乳房牵扯较小，婴儿也容易很快吃饱。

3.结束前

　　要用食指轻轻地压婴儿的下颌，让婴儿自然地吐出乳头，千万不要硬拽乳头，反复硬拽可引起乳头或乳房的损伤。

4.哺乳后

　　妈妈们每次给宝宝喂完奶后，同时也应该用温水擦洗乳头和乳晕，防止因为宝宝吸吮乳房时由口腔传播出来的细菌，保证乳房的清洁度。

在每次喂完奶后，如果宝宝没有把乳汁全部吸尽，应该轻轻地用手把剩下的乳汁排净，以防乳汁瘀积、导管堵塞而出现乳腺炎，不能继续后续的哺乳工作。

不喂奶的时候，应该戴上合适的胸罩，把乳房向上托起，能防止乳房下垂，阻塞导管。

温馨提示

哺乳期想要实现乳房的保健护理，关键还是要处理好哺乳过程中的细节。

相关链接

哺乳和乳房保养，如何两不误？

对于新妈妈来说，如果乳房保养不当的话，一方面影响乳汁质量；另一方面影响到乳房的健康及美观。那么，如何保证哺乳和乳房保养两不误呢？

1. 要给孩子喂好初乳

产妇分娩后经过一两天乳房就会开始分泌乳汁，这时的初乳要给宝宝吃。因为这第一口乳不但可以增强婴儿的抵抗力，还能帮助婴儿腹中的胎便排出，同时这对产妇的通乳也有帮助。

有些产妇由于之前怀孕的时候乳头下陷，不便于新生儿吸吮，那么这个时候要用

吸乳器吸出乳头。

2. 要记得两侧乳房要进行交替哺乳

有的产妇一侧奶水会偏多，一侧会比较少，所以很多产妇经常就只让婴儿吸奶水多的那一侧乳房，这其实是不好的。应尽量让婴儿将两侧乳房的乳汁轮流吃完，可以保持两侧乳房大小对称。

3. 要防止乳头皲裂的产生

婴儿在吸奶的时候有时候会力气比较大，咬破了妈妈的乳头，有时候产妇也会让婴儿含着乳头睡觉，这样容易导致乳头受伤，发生皲裂。如果乳头皲裂则很容易导致细菌进入乳房，对乳汁也不好，所以产妇一定要注意保护好自己的乳头，如果发现乳头出现红肿、破裂、疼痛等应该先暂停喂奶，可以先用吸奶器把奶水吸出来给宝宝喝，等到乳头恢复了再继续喂奶。

4. 要保持乳房卫生

很多产妇在哺乳期间内衣经常被弄湿，这时候很容易导致乳头受到细菌的感染，引起乳腺炎，所以产妇要记得勤换内衣，保持乳房卫生。

10.3 乳母乳头平坦保健

乳母先天性乳头颈短平、个别内陷乳头产前未完全纠正或乳房过度充盈累及乳晕部致使乳头较平坦，遇到这种情况，催乳师应指导乳母做好乳房保健。

1.哺乳前

（1）乳母应取舒适、松弛的坐位姿势。

（2）湿热敷乳房3～5分钟，同时按摩乳房以刺激排乳反射。

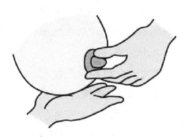

（3）挤出一些乳汁，使乳晕变软，继而捻转乳头引起立乳反射。乳晕易连同乳头被婴儿含吮，在口腔内形成一个易使吸吮成功的"长乳头"。

2.哺乳时

（1）在婴儿饥饿时，先吸吮平坦一侧乳头。此时，吸吮力强，易吸住乳头和大部分乳晕。

（2）应取环抱式或侧坐式喂哺婴儿，以便较好地控制其头部，易于固定吸吮部位。

（3）若吸吮未成功，可用抽吸法使乳头凸出，并再次吸吮。

温馨提示

对暂时吸吮未成功的婴儿，切忌应用橡胶乳头，以免引起乳头错觉，给吸吮成功带来更大困难。

3.哺乳结束

哺乳结束后，可继续在两次哺乳间隙戴乳头罩。

相关链接

产妇乳头平坦及凹陷的护理

对于乳头平坦、乳头内翻或乳头内陷的产妇，要取得母乳喂养的成功，必须掌握正确的哺乳姿势。具体方法如下。

（1）母亲与婴儿均取舒适的体位，婴儿身体转向母亲，紧贴母亲身体，婴儿的嘴处于与乳头相同水平。

（2）一手托住婴儿，另一手的拇指和四指分别放在乳房的上下方，向乳头方向挤捏，使乳头周围的乳房组织松弛，使乳头相对凸出。

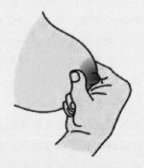

（3）用乳头刺激婴儿口唇，诱发觅食反射，当婴儿口张大，舌向下的一瞬间，即将婴儿靠向母亲，使其大口将乳晕也吸入口内。

（4）吸吮成功后，挤捏乳房不能松开，

直到此次哺乳结束。

平坦乳头在无乳胀的情况下，可采用正确的哺乳姿势，使婴儿吸吮成功。在乳胀后，乳房结实饱满，乳房组织紧张，平坦的乳头更加平坦，使婴儿吸吮困难。所以，预防乳胀非常关键，催乳师要告知产妇乳胀出现的时间，一般为产后第3天。应在第2天或更早即教会产妇按摩乳房及正确有效的挤奶手法。如果哺乳前乳房太饱满，影响吸吮时，应先挤去一部分乳汁，使乳晕软化，再进行哺乳。

10.4 哺乳乳头微裂保健

乳头微裂主要是由于婴儿含吮姿势不正确，分娩后未能掌握正确喂哺技巧，在乳头上过度使用肥皂或酒精等刺激物以及婴儿口腔运动功能的失调等。乳头微裂的保健如下。

1.哺乳前

（1）乳母应取舒适、松弛的喂哺姿势。

（2）湿热敷乳房和乳头3～5分钟，同时按摩乳房以刺激排乳反射。

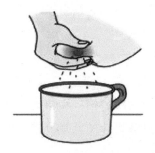

（3）挤出少量乳汁，使乳晕变软，易被婴儿含吮。

2.哺乳时

（1）先在损伤轻的一侧乳房哺乳，以减轻对另一侧乳房的吸吮力。

（2）让乳头和大部分乳晕含吮在婴儿口内。

（3）交替改变抱婴位置（一次为卧位，另一次为坐位），使吸吮力分散在乳头和乳晕四周。

（4）频繁地哺乳。

（5）在喂哺结束后，等到婴儿放下乳头，再把婴儿抱离，或产妇因某种原因，不得不中断喂哺，则用食指轻轻按压婴儿下颏，温和地中断吸吮。

3.哺乳结束

（1）挤出少许乳汁涂在乳头和乳晕上，短暂暴露和干燥乳头。因乳汁具有抑菌作用且含有丰富的蛋白质，能起到修复表皮的功能。

（2）穿戴棉制、宽松的内衣和胸罩，并放置乳头罩，以利于空气流通，使皮损愈合。

> ### 相关链接
>
> **乳头皲裂的原因**
>
> 乳头皲裂发生的原因主要是因为乳头皮肤相对于其他部分的皮肤薄，而且乳头皮

肤富有韧性，受到伤害的话容易出现裂口、皲裂。在哺乳期发生的乳头皲裂主要有以下原因。

1.哺喂方式不正确

这种情况主要见于对哺乳知识比较不了解的新妈妈。部分妈妈在给宝宝喂奶时没有把乳头及大部分乳晕送入宝宝口中，宝宝长期、多次吮吸乳头顶部，在多次摩擦的情况下可造成乳头皲裂。

此外，妈妈习惯让宝宝吮吸其中一侧乳房，也可导致单侧乳头皲裂。

2.乳汁分泌过多

一些妈妈乳汁比较充足，宝宝喝不完，时常发生乳汁外溢继而导致乳头及周围皮肤被侵蚀，造成糜烂或湿疹，在没有及时处理或处理效果不理想的情况下可导致乳头皲裂。

3.宝宝口腔因素

由于宝宝的大脑没有完全发育，可存在运动功能失调的现象，部分宝宝或口腔有炎症，在喂奶的过程中，宝宝将乳头咬破也可造成乳头皲裂。还有些宝宝长牙齿后，妈妈在哺乳时没有让宝宝含住整个乳晕，也可发生宝宝咬住乳头，导致乳头皲裂。

4.乳头内陷或过小

乳头内陷是一种由先天发育障碍而引起的乳头异常症状，可分为三度。一度乳头内陷，乳头颈部存在，而且能轻易被挤出；二度乳头凹陷，乳头陷在乳晕之中，但可用手挤出乳头；三度乳头内陷，乳头完全埋在乳

晕下方，无法使内陷乳头挤出。

和乳头内陷一样，乳头过小也主要由先天因素导致。以上这两种情况容易导致宝宝吸吮困难，吸乳时用力过大发生乳头损伤，如果损伤处理不好，就可造成乳头皲裂。

5.皂类刺激

部分妈妈比较重视乳头的清洁，平时习惯用肥皂或乙醇等物品清洁乳头，如果清洁过度，也可造成乳头皮肤破损，继而发生乳头皲裂。

10.5 哺乳乳房过度充盈保健

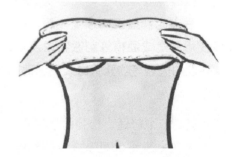

乳房过度充盈指乳房内血液、组织液和乳汁的积聚过多，这是由于不适当或不经常哺乳所致。通常在24～48小时内进行有效护理将有助于减轻症状。

（1）哺乳前，将乳房湿敷3～5分钟，随后柔和地按摩、拍打和抖动乳房。用手或奶泵挤出足够奶汁使乳晕变软，以便婴儿正

确地含吮乳头和大部分乳晕。

（2）频繁地哺乳，将乳汁排空。

（3）哺乳后应戴支持胸罩，改善乳房血液循环。

相关链接

如何区分乳房充盈与乳房肿胀

部分年轻初产妈妈因为没有哺乳经验，经常会把正常的乳汁充盈误当作乳汁肿胀，进而进行各种不必要的干预，不仅花费了很多精力，效果还适得其反，甚至有些妈妈处理过度，会患乳腺炎甚至乳腺脓肿，所以正确识别和区分正常充盈及乳汁淤积很重要。

1. 乳房充盈

母亲分娩数天后，乳房皮肤颜色正常，乳腺管通畅，有乳汁从乳头溢出。母亲此时会觉得乳房又热又重又硬，这是正常充盈。此时只要让婴儿吸吮或用吸奶器吸出，排空乳房，乳房肿、硬感会减轻，乳房变软，母亲会觉得舒服。

2. 乳房肿胀

当乳腺管未通畅时，乳房充盈过度，组织液和血液增加，阻碍乳汁的流出，引起乳房肿胀。表现为乳房皮肤紧绷、红肿、胀痛、没有乳汁溢出，体温增高可持续24小时，此时因为乳房皮肤牵拉过度，乳头扁平，婴儿难以正确含接，造成母乳喂养困难。

3. 两者鉴别要点

乳房充盈与乳房肿胀的鉴别要点

要点	乳房充盈	乳房肿长
时间	可发生在整个哺乳期间，皮肤温度升高（热）	多发生在早期乳腺导管没有通畅期间，表现为疼痛
原因	乳房排空后再次泌乳充满整个乳房，乳房沉（重量增加）	没有频繁吸吮，乳腺管不通畅，乳汁淤积在乳房内，发生水肿
表现	乳房发硬，皮肤颜色正常，乳汁流出通畅，不发热	乳房皮肤温度升高，皮肤绷紧，特别是乳头部分发亮，甚至发红，乳汁流出不畅，可能持续发热24小时
预防	按需哺乳	早开奶，早让婴儿频繁吸吮乳房，使乳腺管通畅

10.6 哺乳乳管阻塞保健

哺乳乳管阻塞大多由于继发性乳汁郁积、不经常哺乳、不完全吸空乳房以及乳房局部受压所致。乳管阻塞保健方法如下。

1. 哺乳前

患侧乳房湿热敷3～5分钟并做乳房按摩、拍打和抖动。

2. 哺乳时

（1）在阻塞一侧乳房进行哺乳，因饥饿

的婴儿吸吮力最强，有利于吸通乳腺管。

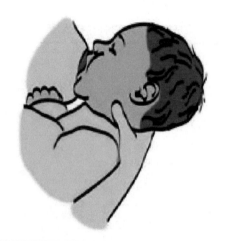

（2）乳头和大部分乳晕含吮在婴儿口内，使之有效地吸吮。

（3）每次哺乳都改变抱婴儿的姿势，充分地吸空各叶乳腺管。

（4）哺乳同时按摩患侧乳房，有助于乳腺管畅通。

（5）频繁哺乳，将乳汁排空，如果婴儿因某种原因不肯吸乳，则将乳汁挤出。

3.哺乳结束

（1）让产妇充分休息。

（2）选用合适胸罩。

10.7 哺乳乳腺炎保健

乳腺炎常由乳头皲裂引起，也可因未及时治疗乳腺管阻塞或乳房过度充盈所致。产妇发生乳腺炎后，催乳师应指导其做好乳房保健。

（1）哺乳期应保持乳头清洁，每次喂完奶后应使乳汁吸空。如吸不空或有乳胀感，应用手挤或用吸乳器排空。

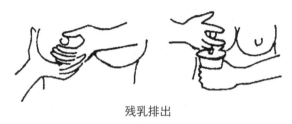

残乳排出

（2）急性乳腺炎早期可用热毛巾敷，也可用桑菊膏或拔毒膏、独角膏、消炎膏、红药膏等外敷。同时，口服或注射消炎药物。如果形成脓肿，则必须及早去医院，请医生处理。

（3）哺乳期用橘核30克煎水服，可防止乳汁淤滞。产后每次喂奶前后用3%的硼酸溶液或温水洗净乳头及乳晕。

（4）乳头如被吸破，应及时治疗。若乳头皲裂，可涂鱼肝油铋剂或蓖麻油铋剂。喂奶前则要将药液擦净。皲裂严重时暂停喂奶，用手将乳汁挤出或用吸奶器将奶吸出，伤口愈合后再喂奶。

（5）患病期间要停止喂乳，饮食要清淡。如发生乳汁淤积，可局部热敷或用吸奶器将乳汁吸出，用手从乳房四周向乳头方向轻轻按摩。

相关链接

乳腺炎的三个阶段

乳腺炎一般经历三个阶段：乳汁淤积期、感染期、脓肿形成期。

1.乳汁淤积期

（1）乳汁淤积易引起乳腺炎。通常发生在乳腺炎前2～3天，这时候乳房可出现局限性的肿块，触痛或者压痛明显，并常伴有发热、怕冷等症状。此时多因乳腺导管堵塞导致乳汁淤积，细菌在淤积的地方迅速繁殖，引起炎症。

（2）风寒是积乳的常见诱因。由于乳头和乳晕的皮肤娇嫩，早期婴儿频繁地吸吮可导致乳头和乳晕区的皮肤破损疼痛，因此减少哺乳，又没有很好地把每次涨奶后婴儿没吃完的乳汁排空，积乳甚至乳腺炎就因此发生了。起居不慎、外感风寒湿邪也是导致积乳发生的最常见诱因。中医认为，寒性收引，产妇受凉后可诱发乳腺导管挛缩、变窄、堵塞，从而引起乳汁瘀积。

（3）及时排空乳汁可继续哺乳。在这个阶段如果能及时排空乳汁，就可以消除症状，不需要吃药，也可以继续哺乳。淤积的乳汁有时可能会变黄、变浓稠，但早期的乳腺炎感染的概率不高，细菌的含量也不多，妈妈们可以放心继续哺乳，宝宝的用力吸吮有助于乳腺导管的疏通。

2.感染期

（1）需配合药物治疗。如乳汁淤积到了3～5天，此时乳腺炎就基本进入了成脓期，这时候患病的妈妈们可有乳房肿块增大、疼痛加剧、乳房皮肤潮红，还可能高热难退。到了这个阶段，发炎的乳腺组织里已经有相当的炎性乳汁，导管几乎被完全堵塞，乳汁分泌也明显减少，此时就需要配合药物的治疗。

（2）患侧乳房不建议继续哺乳。此时患侧乳房就不建议继续哺乳了，但仍需要继续"揉抓排乳"，及时排空乳汁。若全身感染症状不明显，仍然可以以健侧乳房继续哺乳。中草药治疗乳腺炎期间，对哺乳宝宝而言一般是安全的，如在服用中药时哺乳，宝宝出现较明显的腹泻，就应暂停哺乳。

3.脓肿成熟期

（1）需特殊手段排除脓液。乳腺炎如果没有得到有效的诊治，这时候乳房上的肿块可能就会变得柔软，有波动感，皮肤变薄，疼痛减轻，发烧、怕冷的症状也逐渐消失了。在这一时期，炎症的部位可从几个小脓肿发展汇合成一个较大的脓腔，里面的脓液因为炎症破坏了乳腺导管而无法通过乳头排出，这个时候就需要用特殊的手段把脓液排出来，炎症才能好转。

（2）脓液消失可继续哺乳。如果是范围比较小的脓肿，可以选择穿刺抽脓的方式抽吸脓液，反复几次后如果脓腔缩小，脓液消失，就可以继续哺乳了。若是范围比较大的脓肿，可能就需要手术切开排脓了。

10.8 断奶乳房保健

女人从怀孕开始，乳房就开始储存奶源，所以乳房一直处于增大状态，尤其是产后，由于开始哺乳，乳房往往更加丰满。而断奶后由于各种原因胸部会缩小、下垂、这是非常正常的事，因此更要做好断奶后的乳房保健。

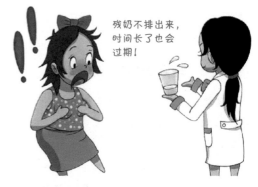

残奶不排出来，时间长了也会过期！

1.断奶后溢乳注意事项

（1）少喝水，饮食要清淡，吃饭时少喝汤；不要洗热水澡，有利于减少乳汁的产生。

（2）内分泌系统有反馈机制，哺乳期间不断喂奶，就会刺激乳房定时泌乳；反之，不去刺激乳房，喝上回奶汤，乳房就慢慢地不再分泌乳汁。

（3）如果乳汁分泌得比较旺盛，那么可以用一些药物来促进乳房恢复。

2.断奶后乳房护理

（1）断奶后，一定要排除残奶。如果宝宝断奶后残留在乳房里的变质奶水没有及时排出，就会导致乳房萎缩。排除残奶，乳腺管畅通了，乳房才可以恢复丰满美丽。

（2）回奶期如果乳房出现硬块，及时用手揉开，防止乳腺炎。如果出现胀痛情况，用冰块冷敷，切忌冰块不要太凉，用毛巾包裹着进行冷敷。

（3）断奶期间为了减少乳头被刺激，可以穿着紧身又具有支托性的胸罩，给予乳房适当的支持。

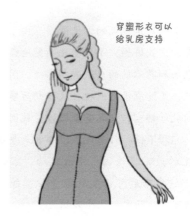

穿塑形衣可以给乳房支持

3.断奶后戴胸罩的好处

（1）可以防止乳房下垂。

（2）避免乳房因涨奶、下坠而造成慢性损伤，降低碰撞、颠簸给乳房带来的伤害。

（3）对乳房皮肤恢复弹性有一定帮助，因为乳房如果长期下坠，其皮肤弹力纤维就会越来越松。

10.9 预防断奶后乳房下垂

有些妈妈为了避免产后乳房下垂而拒绝哺乳，这实在是错误的想法。产后乳房下垂的根本原因并不是哺乳，而是产后激素分泌失衡而致。

1.乳房下垂分度

乳房下垂一般分为四种程度，如下图所示。

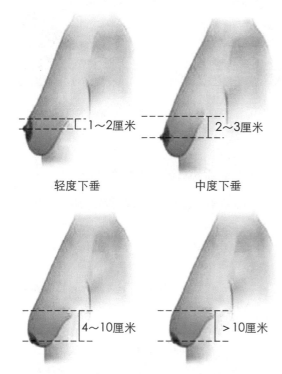

1～2厘米　轻度下垂

2～3厘米　中度下垂

4～10厘米　重度下垂

>10厘米　特重度下垂

2.产后乳房下垂的原因

女性在哺乳期后发生的乳房下垂，其下垂程度和妊娠、哺乳的次数有关，这主要是因为哺乳期后，女性乳房内腺泡萎缩，原间质中的纤维结缔组织由于在妊娠末期和哺乳期被乳汁充盈而延伸、拉长，这种情况在停止哺乳后，纤维结缔组织回缩不全，相对延长，所以，会使乳房松弛而下垂。

同时，因喂养婴儿带来的疲劳和辛苦，也会让妈妈们体重减轻，脂肪大量流失。再加上有些女性为方便哺乳，逐渐养成了不戴胸罩的习惯，乳房的下垂萎缩便呈不可挽回的趋势。

3.产后乳房下垂的预防

断奶之后，想要让自己的乳房恢复如初需要时间。遗传因素或者喂奶造成的影响，都会让乳房的紧致度降低，甚至出现下垂、变形的情况。如果乳房出现下垂，女性可以采用以下措施。

（1）经常按摩乳房。已经给孩子断奶的女性，每天早上起床前和晚上临睡前，分别用双手按摩乳房10分钟。方法如下。

仰卧床上，由乳房周围向乳头旋转按摩，先按顺时针方向，后按逆时针方向，到乳房皮肤微红时止，最后提拉乳头5～10次。

温馨提示

按摩可以刺激整个乳房，包括腺管、乳腺脂肪、结缔组织、乳头和乳晕等，使乳房日趋丰满而有弹性。

（2）不要节食减肥。产后减肥很重要，但是不能节食减肥。节食会让乳房受到伤害，乳房会越来越小。产后减肥只要在半年内进行即可，不要急着节食减肥。

（3）饮食方法。需要多吃一些富含B族维生素的食物，例如鸡蛋、瘦肉、胡萝卜、花生、豆类、莲藕等食物。

（4）床上俯卧撑。身体平直俯卧床上，双手撑起身体，收腹挺胸，双臂与床垂直。胳膊弯曲向床俯卧，但身体不能着床。每天做几个，可逐渐增加。

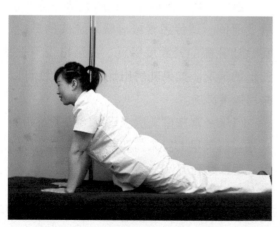

（5）地板丰胸运动。平躺仰卧于地板，双膝自然弯曲，双脚平放于地。提臀、收腹、

腰部贴在地上，抓起哑铃，双手展开平放于地，手心向上。举起哑铃于前胸正上方，坚持3秒放下。刚开始时家里没有哑铃，也不必立即买一套，可以用装满水的矿泉水瓶代替。

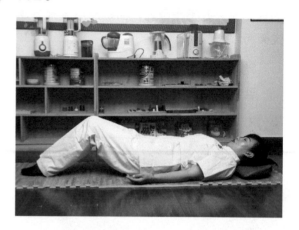

相关链接

断奶后乳房松弛怎么办

哺乳会让宝宝喝上最营养的乳汁，这是任何奶粉都无法比拟的。所以不管是为了自己，或是为了宝宝，坚持哺乳是最好的选择。

那么断奶后，究竟要如何保养自己的乳房呢？

1.常常按摩

在每天睡前或者是起床后，妈妈们可以躺在床上进行自我按摩，把自己的一只手的食指、中指、无名指并拢，放在乳房上，以乳头为中心，顺时针由乳房外缘向内侧划圈，胸部按摩能促进局部的血液循环，有利于雌激素的分泌。

2.坚持戴胸罩

一定要坚持戴胸罩，很多女性在哺乳期不喜欢戴胸罩。如果不佩戴胸罩会导致乳房明显下垂，特别是在走路时乳房震荡严重的情况下下垂会越加明显。戴上胸罩，乳房有了支撑和扶托，女性乳房血液循环会比较通畅，能促进乳汁的分泌和提高乳房抗病能力，也能保护乳头不会被擦伤或者是碰疼。胸罩的选择大小要合适，穿戴时要把乳房周围的赘肉拢到胸罩内，才能让乳房看上去丰满和挺拔。

3.需要坚持进行美胸运动

在家腾出时间做卧撑，让身体平直俯卧在床上，双手撑起身体，收腹挺胸。也可以进行地板丰胸运动或者举哑铃。

4.不采取节食减肥

很多生完宝宝的妈妈们面对自己发胖的身体，都想急着把体重减下来，而进行节食减肥，节食减肥的后果只会造成乳房组织受累，导致乳房缩小。通常体重需要一年左右的时间才能慢慢地恢复，所以不能急于节食减肥，应该采取适当的方法合理减肥。

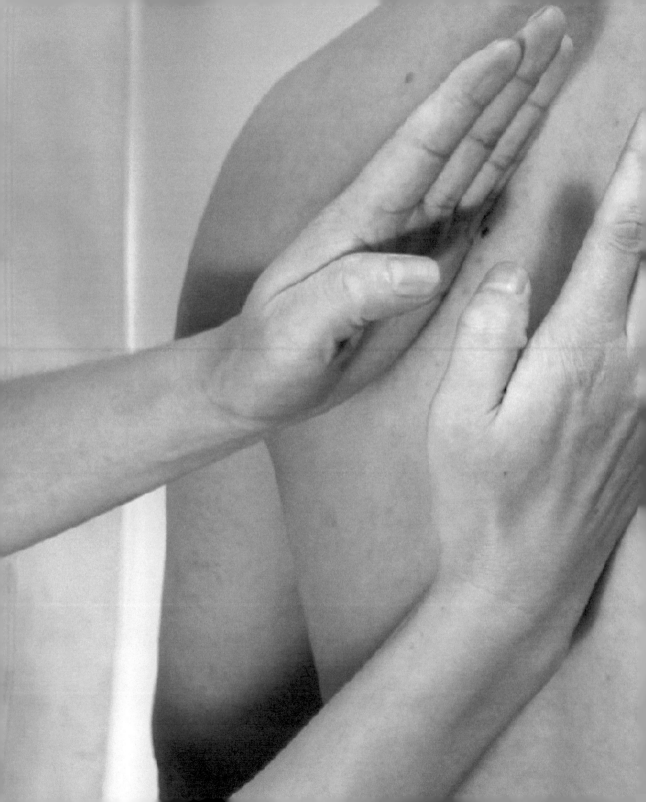

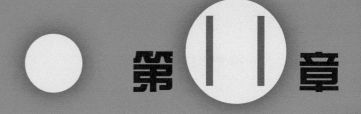

第11章

产后乳房
修复指导

11.1 产后胸部按摩法

乳房是由乳腺+肌肉组织构成的，除了要练好胸部肌肉外，疏通乳腺以保持乳房饱满坚挺便是其中一个方法。乳房按摩是效果非常好的美胸方法，可以促进局部的血液循环，增加乳房的营养供给，并有利于雌激素分泌。详细的方法如下。

（1）露出右侧胸部。

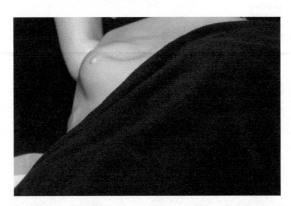

（2）将清洁纱布置于乳头上，以吸收流出的乳汁。

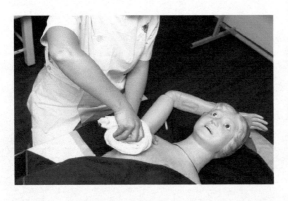

（3）将爽身粉倒在手上搓匀，一只手固定乳房，另一只手指依据乳腺分布的位置，由根部用手指的力量向乳头以螺旋形按摩逐渐至全乳，按摩1～2分钟。

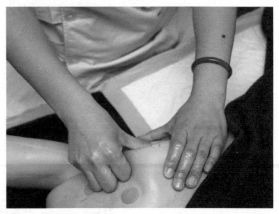

（4）然后，用同样方法按摩左侧胸部。

（5）按摩完毕，将少量甘油倒于右手指尖处，左手拇指与四指分开固定乳晕周围，右手指将乳头往外牵引数次。

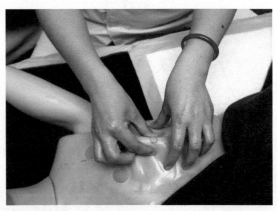

（6）然后用毛巾将爽身粉拭净。

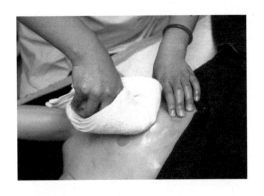

11.2 产后健胸运动

产后若及时进行胸部肌肉锻炼，就能使妈妈们的乳房看上去坚挺、结实而丰满，这是最有效、最经济的方法。其步骤如下。

（1）双手并拢放在胸部下方（注意，要整个胸部都在手掌内），然后中指轻压两胸中间的位置，往后整个手掌向两边将胸部拉起，同时在腋下轻压两下。

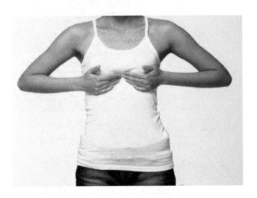

（2）抬起左手臂，接着用右手握住手臂，从肘关节一直向下推至胸部。然后再换只手

重复此动作。

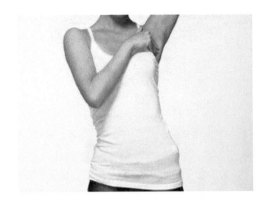

（3）把左手放在左胸的斜下方边缘，接着利用右手向上、向里推动胸部。注意在推动时，要用左手大拇指下手掌肚的侧面。然后换只手重复此动作。

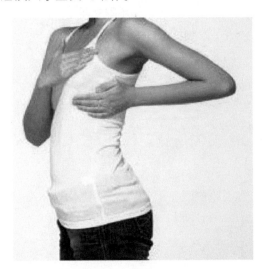

（4）利用食指和中指，稍用力按压胸部边缘，让胸部放松。注意在按压时，力度控制在能感觉微微酸胀即可。

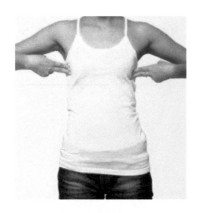

（2）双手合十尽量上举，直至伸直。

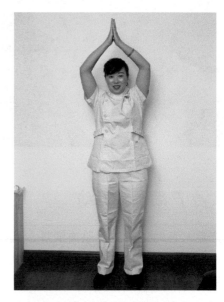

11.3 乳房保健操

　　保健操能达到使胸、肩、背、腹等身体部位得到锻炼目的，消除乳房闷胀刺痛、胸背组织酸涩等症状。其步骤如下。

　　（1）双脚打开与肩同宽，双手合十。

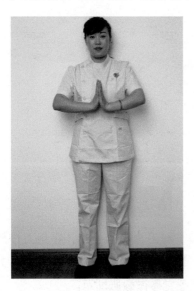

（3）双手合十平胸，缓缓右推，至右肩。

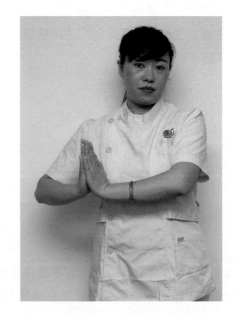

（4）分开合十，左右手心相对，与胸部平行。

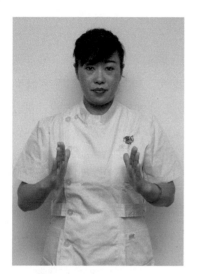

（5）右手向上、向前伸直，手心向上，左手向左后伸直，手心向下。

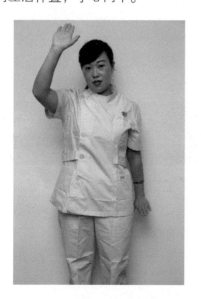

（6）左右手随自然方向伸直，左下腰90度，眼盯右手方向。

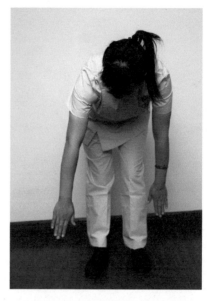

（7）两手弯曲，随右胸上下绕动。

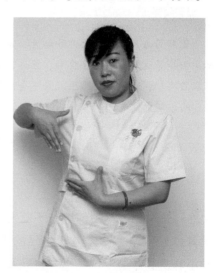

（8）左肩绕单肩向后。

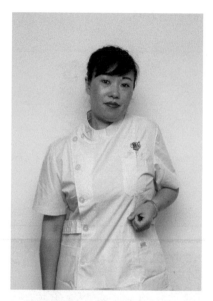

（9）右肩绕单肩向后，双肩交替往后绕。

温馨提示

哺乳期间每天可适量做仰卧起坐、俯卧撑和举哑铃等运动，以减少腹部、腰部、臀部的脂肪堆积，还能有效防止乳房下垂，使妈妈们的体型更健美。

11.4 美胸健身操

女性的乳房随着年龄的增长不断发生变化。尤其是妇女产后体内激素水平的变化，使乳腺小叶及其结缔组织萎缩，皮肤及固定乳房的韧带松弛，致使乳房松弛无力而下垂。因此，催乳师应积极指导产妇在产后适时进行乳房保养，以达到美胸、美体的效果。其步骤如下。

（1）站姿，双脚稍分开，双手臂打开向上举，吸气，挺胸收腹，双手臂向身体后方拉升。充分伸展胸肌、胸腺，能防止胸部下垂。

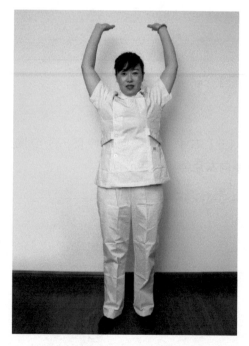

（2）站姿，吸气，挺胸收腹，两手相扣于背后，呼气，双手臂做拉伸动作。保持6组自然的呼吸。回复原位，反侧进行。可促进血液汇流在胸部，滋养整个胸腔，按摩胸腺。

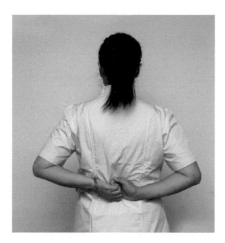

（3）站姿，吸气，双臂上举，掌心合拢；呼气，双膝弯曲，保持6个自然呼吸。可反复做6次。纠正不良的体态，促进胸部血液循环，放松身心。

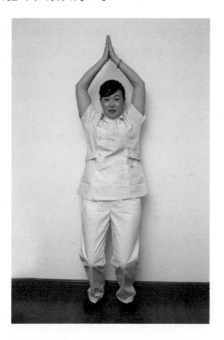

（4）仰卧，上身抬起，双手撑地，抬头，胸腔打开，深呼吸，直到双手臂呈一条直线。回复原位，重复多次。改善胸部、肩颈、腰背的疲劳，有丰胸效果。

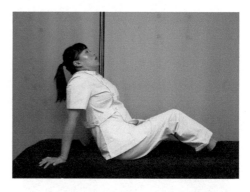

（5）坐姿，腰背部挺直，右腿伸直，左膝弯曲，左手撑地，身体向左侧扭转。换侧进行。柔软脊柱、胸部的肌肉，促进胸部血液循环。

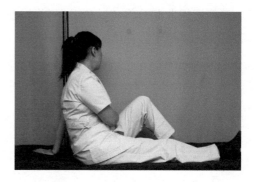

（6）站姿，双脚分开，双臂上举，整个身体向上伸展，保持6个自然呼吸。可反复做6次。可放松身心，促进胸部血液循环，能防止乳房下垂。

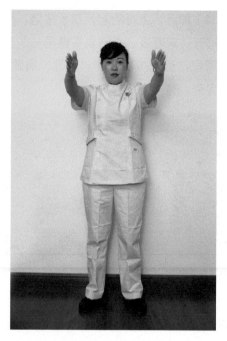

（7）坐姿，双腿伸直，双手撑地，身体慢慢后倾，身体重心落到双手臂上，挺胸收腹，双腿慢慢收起。保持动作几秒钟。通畅胸腺，预防胸部疾患的发生。

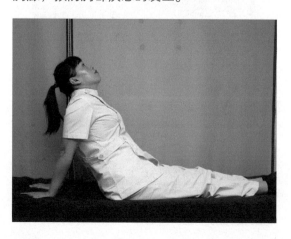

相关链接

产后丰胸注意事项

1.采用正确睡姿——侧卧或仰卧

在睡觉的时候要采取正确的睡姿，最好是侧卧或者仰卧，尽量不要采取俯卧的睡姿，否则容易让乳房受到挤压，引起血液循环的不畅通，这样一来，就不能保证促使乳腺发育的激素运送，从而影响胸线的修复。

2.做好乳房清洁

要经常用温水配沐浴液产品清洗乳晕和乳头周边的皮肤，在沐浴的时候，注意动作要轻柔，尤其是刚刚结束哺乳喂的妈妈，对于乳头皮肤更要注意清洗。

3.坚持戴文胸

从哺乳期开始，就要坚持戴文胸。假如不戴文胸，重量增加后的乳房会明显下垂。尤其是在工作、走路等乳房震荡严重的情况下，下垂就越明显。戴上文胸，乳房有了支撑和扶托，乳房血液循环通畅，对促进乳汁的分泌和提高乳房的抗病能力都有好处，也能保护乳头不受擦伤和碰疼。

4.不应节食减肥

产后妈妈不应节食减肥。对于产后妈妈，体重需要1年左右的时间才能逐渐恢复，有些妈妈面对自己发胖的身体，急于进行节食减肥，节食的后果是使乳房的脂肪组织也随之受累，乳房随之缩小。因此不要急于节食减肥，应当采用其他方法。

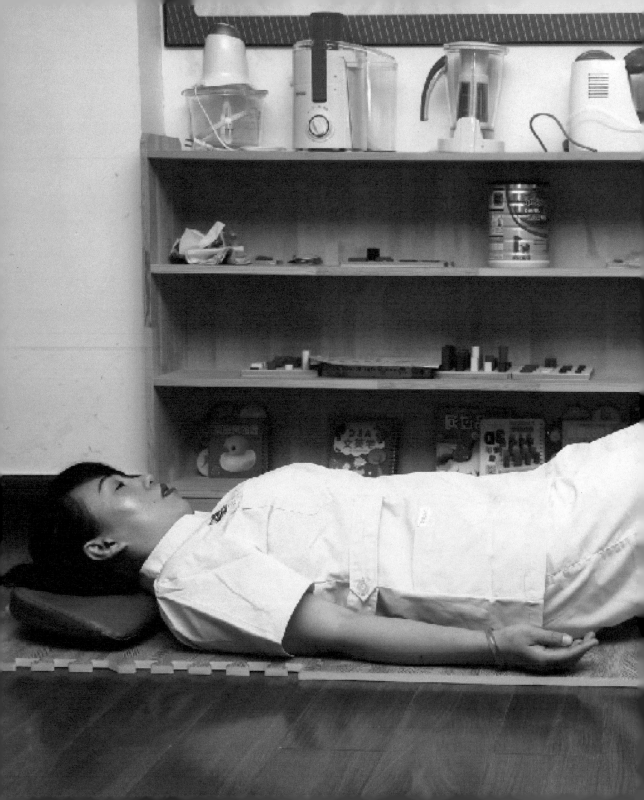

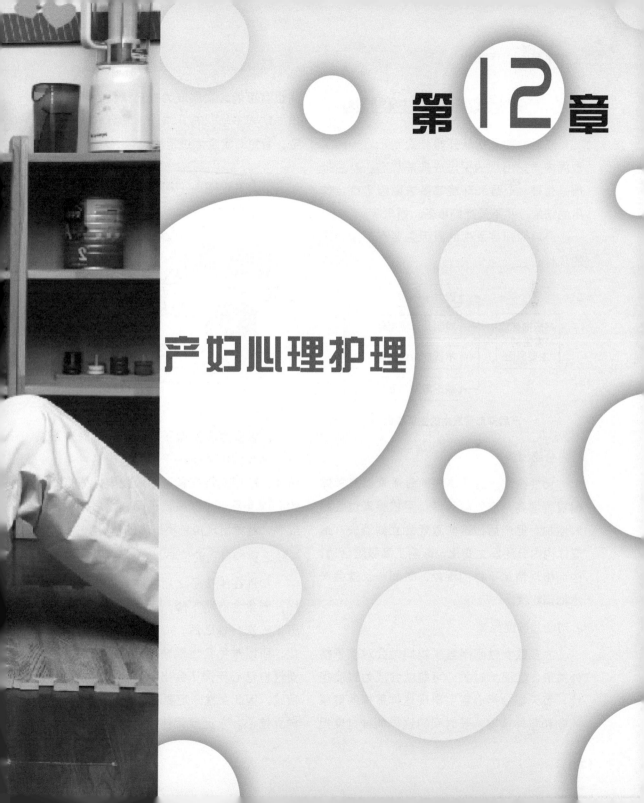

第12章

产妇心理护理

12.1 产后抑郁症的主要原因

产后抑郁是指从开始分娩到产后一周至数周内产妇出现的哭泣或抑郁状态。产后抑郁是生理、心理和环境等多方面因素综合作用的结果，并不是产妇事多、娇气等。

产后抑郁症发生的原因主要有下图所示的几种。

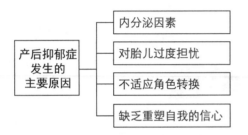

```
                    ┌─ 内分泌因素
产后抑郁症           ├─ 对胎儿过度担忧
发生的              ├─ 不适应角色转换
主要原因            └─ 缺乏重塑自我的信心
```

产后抑郁症发生的主要原因

1.内分泌因素

女性在怀孕后期体内的雌激素以及黄体酮显著增高，皮质类固醇、甲状腺素也会相对增加。但产后，这些激素会立刻消失，造成体内内分泌发生变化，影响了高级脑活动，因而出现情绪不稳的现象，时间一长就会产生抑郁症状。

2.对胎儿过度担忧

大多数女性刚刚当了妈妈，会对孩子格外关心，然而太过关心可能就会成为过度担忧，每天都会担心宝宝出现这样那样的健康问题和意外情况，长时间的这样精神过度担

忧也有可能会发展成为抑郁情绪，所以新妈妈一定要多学习育儿常识，学会科学养育宝宝，避免对宝宝太过担忧。

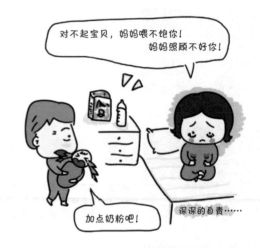

3.不适应角色转换

很多女性突然做了母亲会一时有些不适应，这其实主要是由于不够适应这种角色的转换，所以女性在备孕阶段就要做好当妈妈的心理准备，这样在孩子降临之后才会得心应手，避免出现角色不适应的情况。

4.缺乏重塑自我的信心

女性在生孩子之后往往身材会有明显走样，形象会有所下降，再加上不少女性在经历了一次分娩之后，心态也会发生很大的变化，所以难免会出现缺乏自信心的问题，当女性自信心受挫了会出现抑郁、自卑等不良情绪，因此女性一定要注意在产后保持形象，树立信心。永远要记住，自信的女人才是最

美丽的。

相关链接

产后心理变化的原因

对于新妈妈来说，生活中的各种原因都有可能导致她们的心理变化，那么产后心理变化有哪些呢？又是哪些原因导致的呢？

1.对育儿重任的焦虑

初为人母的新妈妈，常常由于没有经验或比较紧张，弄得自己手忙脚乱的，无法好好地照顾宝宝，最后因为身心俱疲而怀疑自己是否有能力胜任母亲的角色。看着身边的小宝宝，想象着在未来的日子里要为他付出和承担的东西太多太多，新妈妈又会对养育孩子的重任感到茫然和焦虑。

2.对角色转换的不适应

在孕期，准妈妈是大家注目的主角，享受着众星捧月般的宠爱，而产后大家的注意力可能都会集中在新生宝宝身上，给予宝宝更多的关注和爱护，新妈妈主角的地位似乎被取代了，失落的情绪就会油然而生。

从另外一个角度来讲，有很多做了妈妈的女性，其实自己还像个小女孩，仍然需要丈夫和家人的关爱及帮助，突然生命中多了一个这样鲜活的小生命，自己担负起为人母的巨大责任，一时对这种角色转换可能难以接受和适应，因而就产生焦虑或抑郁的情绪。

3.对体形变化的担忧

有很多新妈妈经过怀孕和生产，体重增加，体形也变得肥胖臃肿，从而担心自己的身材不能恢复，因此对于当初怀孕有点儿后悔，甚至心中充满烦躁和悔恨。其实，新妈妈只要注意饮食，并进行科学的调养，体形是完全可以恢复的，甚至会比孕前更加美丽动人。

4.对宝宝性别期待的落差

"重男轻女"的传统落后观念到如今依然存在，尤其是在农村地区则更为明显，一些新妈妈因为生了女孩儿而自怨自艾，有时再加上家人和丈夫的恶劣态度，新妈妈产后就会产生消极的心理情绪。因此，新妈妈和家人在产前就应树立生男生女一样的观念，家人也应多体谅新妈妈，让她产后保持愉悦的心情。

5.生产方式未如预期

有些新妈妈原本想自然生产，却因为生产过程不顺利而实施了剖宫产，所以会感到很失望，加上手术后伤口疼痛的困扰，而有悔不当初的感觉。如果新生儿健康状况不佳（如生病等），也会让新妈妈因担心宝宝未来的健康而忧心忡忡，这些都会引起新妈妈不良情绪的出现。

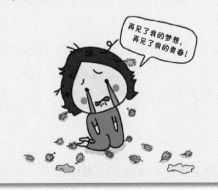

12.2 产后抑郁症的主要表现

产后抑郁症一般在产后6周内发病。症状轻微的表现为产后3～5天情绪不稳定，其发病率高达50%，一般持续2天，不需要特殊治疗便会自愈。但有些严重的不能自行恢复，如不治疗，症状可持续数周，甚至会很快发展为产后精神病。

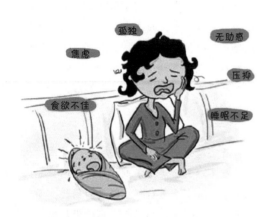

1.生理上的表现

产后抑郁在生理上的表现如下：

（1）抑郁会导致食欲低下，从而体重减轻；

（2）容易失眠、早睡、疲倦和乏力；

（3）抑郁情绪会降低免疫系统的功能，从而使人更容易患疾病，如冠心病、哮喘、头痛和溃疡病。

2.认知上的表现

产后抑郁在认知上的表现如下：

（1）注意力不集中、思维迟钝、反应缓慢，还比较健忘；

（2）很难做决定、缺乏行动力、缺乏信心；

（3）对多数活动缺乏兴趣或愉悦感；

（4）感觉活着无用或有罪恶感；

（5）有时候很难对宝宝提起兴趣甚至有厌恶感，过后又会自责。

3.情绪上的表现

产后抑郁在情绪上的表现如下：

（1）容易焦虑，总是担心宝宝和自己的身体状况；

（2）容易被激怒，无缘无故对家人发脾气，很小的事情都会引起自己不满；

（3）害怕和恐慌，总是幻想宝宝突然死亡，家庭发生重大变故等情形不能自拔。

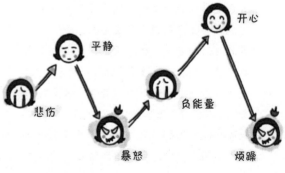

4.行为上的表现

产后抑郁在行为上的表现如下：

（1）莫名地落泪；

（2）采取酗酒、吸毒等消极生活方式；

（3）缺乏锻炼、不愿运动；

（4）不愿意参加社交活动；

（5）厌世并有自杀念头，有自残、自杀倾向。

12.3 产后抑郁症的不良影响

患产后抑郁症的产妇不仅因情绪难以控制，而会给自身造成痛苦，在母婴相处方面也会构成很大障碍，主要表现如下。

1.影响宝宝的生长发育

有抑郁表现的产妇不愿抱婴儿，不能对婴儿进行有效喂食，不能观察婴儿冷暖与否。

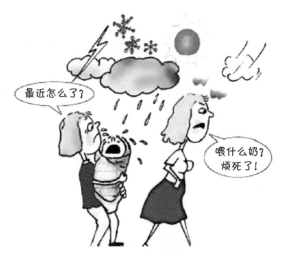

另外，产后抑郁容易导致产妇泌乳功能下降，难以继续坚持母乳喂养，会对宝宝的体重和身高产生影响。

2.影响宝宝的语言能力

有抑郁情绪的产妇对抚育宝宝大多缺乏兴趣，说话较少，且对宝宝表现出无反应、反应迟钝的消极情绪。对宝宝越发疏远，不愿意有肌肤接触，导致其神经系统刺激缺乏，心理发育受到抑制，致使宝宝对外部环境和人表现出退缩及不能适应的反应，对母亲说话的响应能力会降低以及获取学习能力缺乏等。

3.影响宝宝的智力发育

宝宝在出生后的2～3年中，大脑发育最快，也是心理和智力发育的关键时期。如果妈妈此期情绪不稳定，多有负面情绪，会影响到宝宝智力的发育。

> **温馨提示**
>
> 产后抑郁症对母婴都会造成极大的不良影响。为防止产后抑郁症的发生、减轻产后抑郁症状，产妇及其家人都应积极配合进行心理护理。

12.4 产后抑郁症的预防措施

产后抑郁症并非不可预防，做好以下几点，可以很好地预防产后抑郁症。

1.充实安排产妇日常生活

（1）为产妇设计一张日常生活计划表，充实安排产妇每天的时间，使其生活不单调，同时也减少产妇胡思乱想的机会。

（2）产妇日常生活安排方面，首先要安排好产妇与婴儿接触的时间，然后再安排其他活动，如散步、看电视、看书、游泳和做操等。

（3）产妇可通过与老朋友聊天等使自己的生活充实起来。注意，活动安排应有张有弛，产妇在产褥期应以休养为主。

2.合理调配产妇饮食

按照"月子"食谱，科学搭配产妇饮食，均衡营养。产妇应少食多餐，以便保障血糖含量的稳定，因为血糖含量不稳定可以导致情绪化。建议产妇多吃香蕉、西红柿和橙子等含钾丰富的食物。

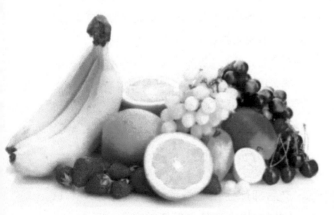

3.引导产妇与家人和谐相处

一方面要引导产妇多理解家庭其他成员，寻找一些新的方式与家人沟通；另一方面产妇要勇于寻求和接受帮助，告诉家人自己的困惑和烦恼，让他们了解自己需要什么，而不要把事情都隐藏在心里，让别人猜自己的心思。

4.要求产妇尽量回避家务事

产妇"月子"期间，身心都很脆弱，特别需要休息，所以不要加太多的负荷。建议产妇少管或不管家庭中琐事，专心休养。

5.建议产妇调整自己的生活

产妇对婴儿的疼爱是伟大母性的自然流露。但产妇也要学会在婴儿睡觉的时候让自己放松——读书、洗澡、看影碟，或找点其他感兴趣的事做，以此调整和丰富自己的生活。

6.帮助抑郁症产妇锻炼提高记忆力

帮助抑郁症产妇提高记忆力的一个好办法就是把一天要做的事记下来，然后做完一件，划掉一件；另外，深呼吸，也是锻炼提高记忆力的一个妙法。

7.创造安静、舒适的环境

过度的困乏会使产妇精神状态不稳定，各种精神刺激都会使产妇产生烦恼、急躁或愤怒的情绪。对婴儿的性别、产后体形的恢复、婴儿将加重经济负担等敏感问题，都应尽可能避免在产妇面前提起。

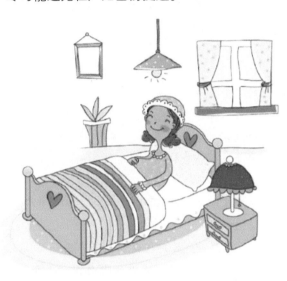

8.做好母乳喂养的引导

积极主动地与产妇交流，教会她护理婴儿的一般知识和技能，消除产妇自认为无能的心态；教导其运用母亲角色，关心、爱护、触摸婴儿，进行情感交流；及时进行母乳喂养的指导，讲述母乳喂养的优点，推动母乳喂养的进行。

9.保证良好的家庭氛围

（1）告诉其丈夫应主动协调好夫妻关系、婆媳关系，并尽可能多陪伴在产妇身边。

（2）指导产妇调整心态，加强产后的生活护理，正确对待和处理工作及生活的各种变化，尽早融入社会生活。

10.告知产后身心恢复平静的方法

在产后使用放松技巧和产后恢复训练不但是消除肌肉、精神紧张，缓解疲劳，使身心恢复平静的一种方法，而且还有利于应对生活中的压力，增强自信心，消除产妇的焦虑与烦躁。

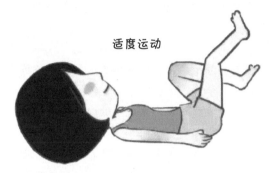

适度运动

🔵 相关链接

产后抑郁症的10个误区要留心

对产后抑郁症，很多人谈之色变，讳莫如深，因此很多人都对它产生了理解的误区。

误区一：产后抑郁是很正常的——所有的新妈妈都会感到疲惫和抑郁

正解：新妈妈经常会感到疲劳和力不从心。她们或许会经历一段叫作"宝宝综合征"的心路历程。有这种综合征的新妈妈会感到疲累，没有精力。但是，产后抑郁症是一种情感更强烈的、持续时间更长的心

理障碍。

有产后抑郁症的新妈妈或许不想和自己的宝宝玩耍。她或许会感到难以集中精神，不能给宝宝足够的温暖和爱护。她会因此而感到内疚。

误区二：如果你在分娩之后，没有立即患上产后抑郁症，那么，你就不会再患上它了

正解：产后抑郁症会在分娩后的1年内随时发作。因为产后抑郁症是孕妇在经历怀孕、分娩、产后恢复及哺乳婴儿等一系列生理过程后会产生各种心理、生理的改变，一旦某些改变的程度和性质超越了正常变异的界限，则成为病理性的改变。因此在产后一段时间之内都是产后抑郁症的多发期。

误区三：产后抑郁会不药而愈

正解："宝宝综合征"会大概持续4个星期，并可自动痊愈。但产后抑郁是一种心理疾病，和其他疾病一样，不经过治疗几乎是不能痊愈的。但好消息是，有很多办法能治愈这种病。

误区四：患有产后抑郁的女性都会有虐儿倾向

正解：产后抑郁与产后精神病不同。产后精神病患者会对生命造成威胁，她们可能会自虐，或者虐儿。如果你感到有这种心理倾向，那么就立刻向家人和医生寻求帮助，及早治疗更利于症状的缓解和治疗，不发展

到产后精神病一般不会有虐儿的倾向。

误区五：产后抑郁症患者都会看起来很抑郁，停止照顾自己

正解：你不能单从一个人的外表就看出她是否是产后抑郁症的患者。产后抑郁症的患者或许看起来与常人无异。她会努力使自己看起来很光鲜，并努力地化好妆等。通过对外表做修饰来转移她内心的痛苦，因此很多产后抑郁症患者从表面是看不出来的。

误区六：有产后抑郁的妈妈都不会是好妈妈

正解：产后抑郁会让患者产生一些偏差的言行，但并不会改变其母爱的天性，因此产后抑郁并不会使任何女性变成失职的妈妈。

误区七：一定是做错了什么事，才会患上产后抑郁

正解：产后抑郁的病因有很多，夫妻感情不和、对怀孕准备不足、孕期抑郁等都可能引起产后抑郁，患上产后抑郁症并不是任何人的错。

误区八：补足睡眠，就能从产后抑郁中康复

正解：补充睡眠是治疗产后抑郁的一种方法，对产后抑郁的患者来说很重要，但是单单睡眠不能治愈产后抑郁，还要结合其他心理治疗手段。

误区九：当妇女进入哺乳期时，她们不能服用抗抑郁药

正解：调查发现，孩子从母乳中吃到抗抑郁药的可能性很少。当产后抑郁患者需要服用抗抑郁药的时候，她的医生会小心翼翼地选择最能帮助她的药，同时不会对宝宝造成伤害。

误区十：孕妇或者曾经有分娩经验的妇女不会感到抑郁

正解：怀孕或者有分娩经验并不能保证妇女不会患上抑郁。换而言之，怀孕不会帮助妇女抵抗抑郁，而事实上，正在怀孕的妇女更可能会感到压抑。